Trouble shooting of neuroendovascular therapy
Ischemic Cerebrovascular Disorder edition

脳血管内治療
トラブルシューティング
脳虚血編

編著 **吉村紳一**
兵庫医科大学脳神経外科学講座主任教授

診断と治療社

はじめに

　虚血性脳血管障害に対する血管内治療は，外科的治療に比べ低侵襲であり，超高齢化社会を迎えて年々増加傾向にあります．ただし冠動脈や末梢血管と違い，頚動脈や脳血管においては独特の合併症を来しうることも知られています．例えば血管を拡張した際にプラークや血栓が末梢に飛ぶことによる脳梗塞，バルーンやワイヤーによる血管損傷や頭蓋内出血，さらには過灌流症候群などもあります．これらは対応を誤ると重度の合併症となってしまいますので，トラブルシューティング法の習得は治療医にとって必須といえますが，そもそもトラブルを避けることも重要です．

　そこで，まず本書の『総論』では，頚動脈ステント留置術，頭蓋内血管形成術，急性期血栓回収療法の代表的な3手技において来しやすい合併症を列挙し，それぞれを避けるための工夫を紹介しました．

　次に『各論』では実際のトラブル事例を呈示しました．「あなたならどうする？」のところでは，治療現場にいるつもりになって，どうしたらよいかじっくり考えてみて下さい．そしてページをめくったら，自分の想定した方法との相違点について考えてみて下さい．この作業を繰り返し行うことでトラブルシューティングの引き出しが増えていきます．また「さらに極める」ではその治療やシューティングに関わるデバイスや技術の知識を掘り下げられるようになっています．正しい知識を持ち，機器の操作法を知っておくことはこの治療において極めて重要です．ぜひしっかりと読み込んで，機会があるごとにデバイスに触れてみて下さい．

　さて，虚血性脳血管障害に対する血管内治療においては，その標準的手技を習得するのは比較的容易です．しかし動脈硬化の高度な患者を治療するため，実際には様々なピットフォールが存在し，治療合併症は決して少なくありません．したがって，治療前にそれぞれの治療におけるトラブルシューティング法を再確認し，スタッフと知識を共有しておく必要があります．ぜひ皆さんで本書を活用していただき，明日からの治療成績を向上させていただきたいと思います．

　本書においては記載に慎重を期したつもりですが，お気づきの点やさらなる対処法があれば，ぜひ私までお知らせ下さい．皆さんの治療の成功を心から祈っています．

2015年6月

兵庫医科大学脳神経外科学講座主任教授
吉村紳一

Contents

はじめに ……………………………………………………………………… iii

● 総 論
トラブルシューティング総論 ………………………………………………… 2

I 頸動脈ステントにおけるトラブル　　　　　　　　　　　　　　19

Case1	ガイディングカテーテルが上がらない，安定しない ……………… 20
Case2	デバイスが狭窄部を通過しない ……………………………………… 28
Case3	狭窄が拡張しない ……………………………………………………… 36
Case4	ステントが移動してしまった ………………………………………… 44
Case5	術中，フィルターが閉塞した ………………………………………… 52
Case6	デバイスがステントと干渉して挿入できない ……………………… 58
Case7	デバイスがガイディングカテーテルに回収できない ……………… 68
Case8	ステント遠位で閉塞を来した ………………………………………… 76
Case9	ステント内に陰影欠損を認める ……………………………………… 82
Case10	末梢塞栓を来した ……………………………………………………… 92
Case11	術後に頭痛を訴えた …………………………………………………… 102
Case12	術後に急性閉塞を来した ……………………………………………… 108

II 急性閉塞におけるトラブル　　　　　　　　　　　　　　　　113

Case13	閉塞部にアクセスできない …………………………………………… 114
Case14	どこまで再開通させるか ……………………………………………… 122
Case15	再開通が得られない場合にどうするか ……………………………… 130
Case16	急性期にステントを留置するか ……………………………………… 136
Case17	血栓回収後，解離を来した …………………………………………… 144
Case18	マイクロカテーテルで血管を穿孔した ……………………………… 150
Case19	血栓回収後，別の血管が閉塞した …………………………………… 156

III 頭蓋内/外病変におけるトラブル　　　　　　　　　　　　　161

Case20	拡張後，extravazation を認めた …………………………………… 162
Case21	呼吸性変動でステントの位置が決められない ……………………… 168
Case22	穿刺部が腫脹してきた―穿刺部合併症への対応― ………………… 176

索　引 …………………………………………………………………………… 180
あとがき ………………………………………………………………………… 183

さらに極める！

- ステント用ガイドワイヤーを知る …………………………………… 31
- バルーンカテーテルを知る …………………………………………… 40
- 頚動脈用ステントを知る ……………………………………………… 49
- 吸引カテーテルを知る ………………………………………………… 56
- プロテクションデバイス（EPD）を知る …………………………… 63
- MO.MA ultra を知る …………………………………………………… 72
- IVUS を知る …………………………………………………………… 81
- CAS 後の血栓症と抗血栓療法 ………………………………………… 87
- 頭蓋内血管の基本 ……………………………………………………… 96
- 過灌流の予測と対応を知る …………………………………………… 105
- 急性閉塞を避けるには ………………………………………………… 112
- 再開通用ガイディングシステムを知る ……………………………… 120
- Penumbra システムを知る …………………………………………… 126
- ステントリトリーバーを知る ………………………………………… 134
- 頭蓋内動脈用バルーンを知る ………………………………………… 140
- 頭蓋内ステントを知る ………………………………………………… 149
- 最新エビデンスと出血合併症の考察 ………………………………… 154
- ENT（embolization to new territory）を知る ……………………… 160
- 術中出血を避けるには ………………………………………………… 166
- 頭蓋外椎骨動脈狭窄に対する血管内治療の適応について ………… 172
- 鎖骨下動脈狭窄・鎖骨下動脈閉塞に対するステント留置術 ……… 174
- 仮性動脈瘤の治療とエコーガイド下圧迫法のポイント …………… 179

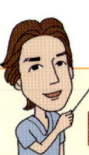

Dr.吉村のワンポイントアドバイス

- 血管内治療をスキルアップするには？ ……………………………… 27
- 合併症ゼロを目指した CAS ………………………………………… 43
- ステントの選択について ……………………………………………… 51
- GuardWire が deflation できない，抜去できない時の対応 ……… 66
- MO.MA ultra 誘導のコツ …………………………………………… 75
- CAS における準備 …………………………………………………… 101
- 時間短縮の工夫 ………………………………………………………… 118
- 脳底動脈の枝をどこまで開通させるか？ …………………………… 129
- エビデンスをどう考えるか？ ………………………………………… 135
- 緊急避難処置と倫理的な問題について ……………………………… 148
- 血管穿孔時の対応について …………………………………………… 155
- 血管破裂の予防と対応について ……………………………………… 167
- 椎骨動脈起始部のステント留置術にプロテクションは必要か？ … 171

本書中に用いる主な略語

略語	英名	和名
ACA	anterior cerebral artery	前大脳動脈
Acom	anterior communicating artery	前交通動脈
BA	basilar artery	脳底動脈
CAS	carotid artery stenting	頚動脈ステント留置術
CCA	common carotid artery	総頚動脈
CEA	carotid endarterectomy	頚動脈内膜剥離術
DAPT	dual antiplatelet therapy	抗血小板薬併用療法
ECA	external carotid artery	外頚動脈
EPD	embolic protection device	プロテクションデバイス
ICA	internal carotid artery	内頚動脈
MCA	middle cerebral artery	中大脳動脈
MRA	magnetic resonance angiography	磁気共鳴血管画像
MRI	magnetic resonance imaging	核磁気共鳴画像
PCA	posterior cerebral artery	後大脳動脈
Pcom	posterior communicating artery	後交通動脈
PTA	percutaneous transluminal angioplasty	経皮的血管形成術
PTCA	percutaneous transluminal coronary angioplasty	経皮的冠動脈形成術
SCA	superior cerebellar artery	上小脳動脈
TOF	time-of-flight	
VA	vertebral artery	椎骨動脈

執筆者一覧

● 編　　集
吉村紳一　　兵庫医科大学脳神経外科学講座主任教授

● 執　　筆（五十音順）
内田和孝　　兵庫医科大学脳神経外科学講座
江頭裕介　　岐阜大学大学院医学系研究科脳神経外科学分野
榎本由貴子　岐阜大学大学院医学系研究科脳神経外科学分野
北島英臣　　土岐市立総合病院脳神経外科
阪本大輔　　三田市民病院脳神経外科
白川　学　　兵庫医科大学脳神経外科学講座
進藤誠悟　　兵庫医科大学脳神経外科学講座
高木俊範　　岐阜大学大学院医学系研究科脳神経外科学分野
立林洸太朗　兵庫医科大学脳神経外科学講座
田中康恵　　兵庫医科大学脳神経外科学講座
林　克彦　　大垣徳洲会病院脳神経外科
桧山永得　　医療法人社団敬誠会合志病院脳神経外科
山田清文　　明徳会佐藤第一病院脳神経外科
吉村紳一　　兵庫医科大学脳神経外科学講座

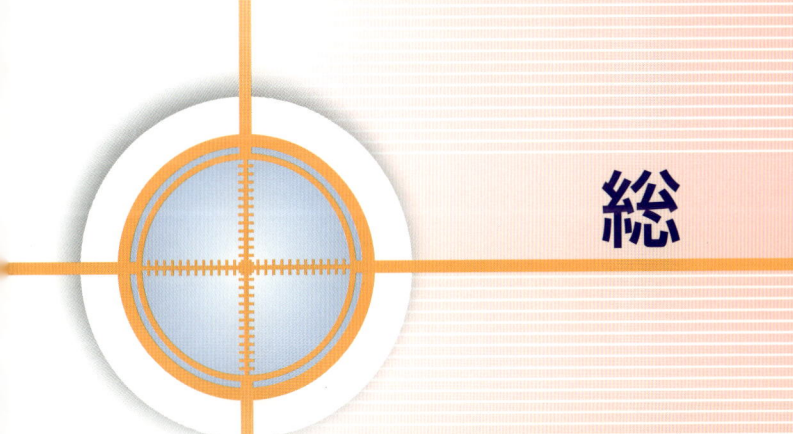

総　　論

トラブルシューティング総論

　虚血性脳血管障害に対する血管内治療には頸動脈ステント留置術や頭蓋内血管形成術のような慢性期疾患と，血栓回収療法などの急性期疾患が含まれる．本総論においてはこれらの代表的な3疾患にフォーカスを当て，治療の特徴と治療選択，そして起きやすい治療合併症とその回避法を紹介する．実際にトラブルが起きた場合の対処法については各論で学んでいただきたい．各疾患の治療選択についてはエビデンスを含めた記載を心がけたが，トラブルを回避するための手技や工夫に関しては自身の経験を基にした私見が含まれることをご容赦願いたい．

❶ 頸動脈ステント留置術（carotid artery stenting：CAS）

1）治療の特徴

　本治療は頸動脈狭窄部の拡張により同側の脳梗塞を予防することを目的に施行される．しかし治療に伴って同領域の脳梗塞を来したり，頭蓋内出血や心筋梗塞，さらには穿刺部合併症など，他のイベントが起きることもある．特に頸動脈狭窄症においては冠動脈狭窄症などを比較的高い確率で合併するため，術前の全身チェックは必須である．心・末梢血管は必ず術前に検査し，治療の順序などをよく考え，全身のイベントが減少するように配慮すべきである．

2）治療法の選択

　頸動脈狭窄症の治療については，多くのエビデンスがある．CASに関しても頸動脈内膜剥離術（carotid endarterectomy：CEA）とのランダム化比較試験（randomized controlled trial：RCT）の結果が複数報告されている．本書においてはCASに関する部分のみ概説する．
　まず，CASの有効性を示すクリニカルエビデンスはSAPPHIRE[1]とCREST[2]の2つしかない（表1）．SAPPHIREはCEAハイリスク患者（表2）においてCASとCEAを比較したRCTで，CEAに対するCASの非劣性が証明された．一方，ヨーロッパで行われた症候性患者を対象とする3つのRCT（SPACE, EVA3-S, ICSS）[3-5]では，CASはCEAに対する非劣性を示せなかった．このためヨーロッパではCASは限定的にしか施行されていない．しかしその後，アメリカからCRESTの結果が報告された（表3）．CRESTではCEAのリスクに関わらず症候例と無症候例がほぼ半数ずつ登録され，CASとCEAの治療成績には有意差がなく，CEAに対する非劣性が証明された．
　ヨーロッパの3つのRCTでは，プロテクションデバイスの使用率が低く，CAS術者の経験が少なかったなどの問題点が指摘されており，これらを理由に，SAPPHIREやCRESTのみを参考にする施設もある．しかし，これまでのRCTをメ

タ解析した結果，長期予後に関係する「脳卒中」または「脳卒中および死亡」という項目についてはCEAが優位であることが示されていることに留意すべきである[6]．一方，最近では無症候性狭窄病変については，内科的治療がベストであるとする論文もある[7]．

わが国においてはCASがCEAよりも多く適応されているが，CEAハイリスクでない患者についてのCASの有効性については，世界的に根強い否定的見解があることを知っておくべきである．

表1　CASとCEAのRCT

	対象	一次エンドポイント	CAS	CEA	p
SAPPHIRE[1]	CEAハイリスク 症候性≧50% 無症候性≧80%	30日までの心筋梗塞・卒中・死亡 ＋31日〜1年までの同側脳卒中・死亡	12.2%	20.1%	CAS非劣性証明 (p=0.05)
SPACE[2]	症候性≧50%	30日までの同側脳卒中・死亡	6.8%	6.3%	CAS非劣性 証明できず
EVA3S[3]	症候性≧70%	30日までの同側脳卒中・死亡 ＋4年までの同側脳卒中	9.6%	3.9%	CAS非劣性 証明できず
ICSS[4]	症候性≧50%	120日までの卒中・死亡 ・手技による心筋梗塞	8.5%	5.2%	両群間に有意差 あり(p=0.006)
CREST[5]	症候性≧50% 無症候性≧60%	周術期の同側脳卒中・死亡 ＋4年までの同側脳卒中	7.2%	6.8%	両群間に有意差 なし(p=0.51)

1) N. Eng. J. Med. 2004; 351: 1493-1501,　2) Lancet 2006; 368: 1239-1247,　3) N. Eng. J. Med. 2006; 355: 1660-1671,　4) Lancet Neurol. 2010; 9: 353-362,　5) N Engl J Med 2010; 363:11-23,

表2　SAPPHIRE trialにおけるCEAハイリスク基準

重度心臓疾患（うっ血性心不全、負荷心電図陽性、開心術適応）
重度肺疾患
対側頚動脈閉塞
対側喉頭神経麻痺
頚部手術または頚部放射線治療後
CEA後の再狭窄
年齢＞80歳

N. Eng. J. Med. 2004; 351: 1493-1501

表3　CRESTの結果

	CAS	CEA	p値
主要評価項目	7.2%	6.8%	0.51
脳卒中	4.1%	2.3%	0.01
重症脳卒中	0.9%	0.7%	0.52
心筋梗塞	1.1%	2.3%	0.03
術後4年の同側脳卒中	2.0%	2.4%	0.85
脳神経麻痺	0.3%	4.8%	<0.0001

3）治療合併症

さて背景としてのエビデンスが理解できたところで，実際に患者を治療する場合には何に気をつければよいか考えてみよう．ここでは，CAS で起こりうる治療合併症を並べて，その回避法を考えてみることにする．

> (1) カテーテルアクセス中の塞栓症
> (2) ソフトプラークの飛散（術中・術後）
> (3) ステント拡張不良によるトラブル
> (4) 血管攣縮・解離によるトラブル
> (5) 過灌流症候群
> (6) 薬剤抵抗性による血栓症・出血

(1) カテーテルアクセス中の塞栓症（図1）

① 大動脈の高度動脈硬化を術前に診断する

CAS を受ける患者は動脈硬化が強く，カテーテルアクセスが困難な症例が多い．特に下肢動脈閉塞症や大動脈病変を有する患者においては重度の治療合併症を来しやすいので，慎重に適応を決定すべきである．特に強調したいのはいわゆる shaggy aorta と呼ばれるような大動脈の高度動脈硬化病変である（図2）．このような症例では大動脈壁に粥状硬化病変や石灰化を伴っていて，ガイディングカテーテル挿入時に末梢塞栓を来してしまうことがある．大動脈粥状硬化は X 線写真における大動脈の石灰化を認める場合に多いとされているが，そうでない症例であっても MRA，CTA，経食道エコーなどで必ず大動脈を確認しよう．

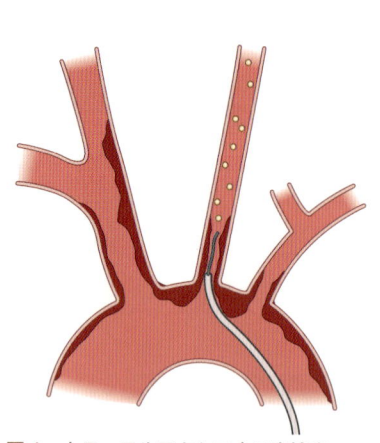

図1　カテーテルアクセス中の塞栓症

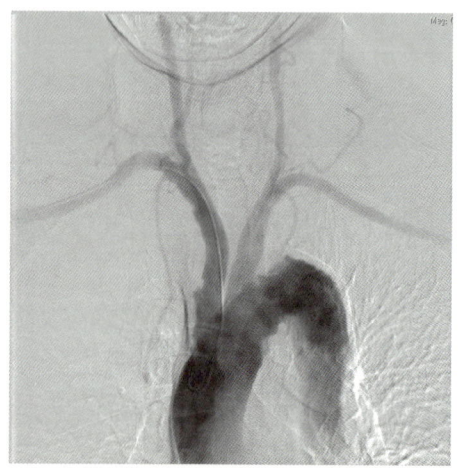

図2　大動脈の高度動脈硬化病変（shaggy aorta）

② Type Ⅲ aorta または Bovine arch を診断しておく（図3）

大動脈について，もう一点確認すべきことがある．それは大動脈の最高点と目的とする血管の入口部の高さの差である．これにより大動脈は Type Ⅰ～Ⅲに分類されている（図3）．Type Ⅲが最も高低差が大きく，Bovine arch とともに脳血管内治療が困

難なことが知られており，術前に確認した上で，相応の準備をすべきである．具体的には，複数のガイディングカテーテルやワイヤーを準備した上で，他のアプローチが可能かどうかを検討する．各論で具体的な症例を紹介するので参考にしてほしい．

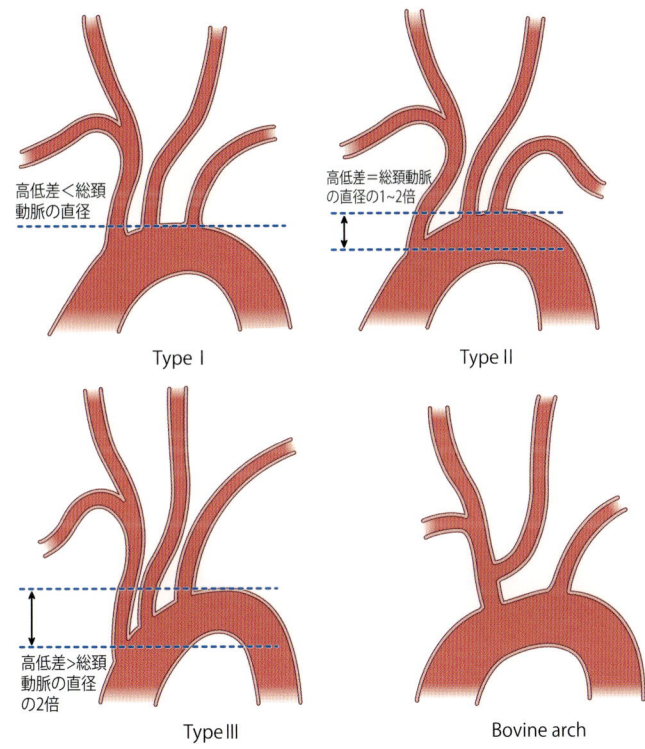

図3 大動脈のタイプ
TypeIII や Bovine arch では，カテーテルを挿入しにくいことが多い．

③システムの段差やジャンプアップを防ぐ

　大動脈を超えて，腕頭動脈や総頸動脈にデバイスが進んだときに問題が生じることがある．一般に CAS のデバイス挿入には coaxial system あるいは triaxial system が用いられる．これは大口径のガイディングカテーテルとガイドワイヤーとの段差（ledge）を減らすための工夫である．しかしせっかくこれらの組み合わせを行っていても操作法を間違えると，血管損傷や末梢塞栓を起こしてしまう可能性がある．例えば，総頸動脈にワイヤーの先端を置いて誘導しようとして大動脈への脱落を繰り返したり（図4a, b），ジャンプアップしてプラークを破砕して遠位塞栓を起こすといったトラブルである（図4c）．これらを回避するためには，総頸動脈入口部にインナーカテーテルがかかった段階で造影を行い（図4d），ロードマップを作成して外頸動脈の遠位までワイヤーを誘導し（図4e），まずインナーカテーテル，そしてガイディングカテーテルを誘導すれば（図4f），段差も生じないためスムーズな挿入が可能となり，合併症リスクが減るので知っておいてほしい．

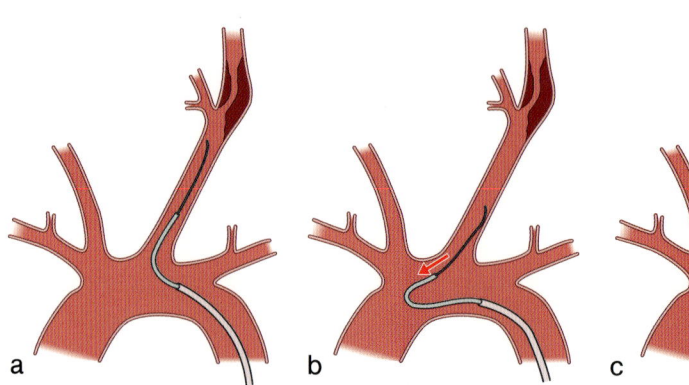
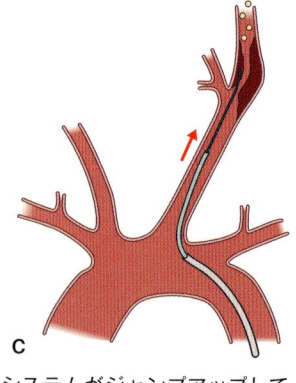

a 狭窄に触れないよう総頚動脈にガイドワイヤーを留置してカテーテルを進めていくと、

b 大動脈にシステムが脱落してしまったり、

c システムがジャンプアップして狭窄病変を傷つけ、末梢塞栓などを起こしてしまうことがある．

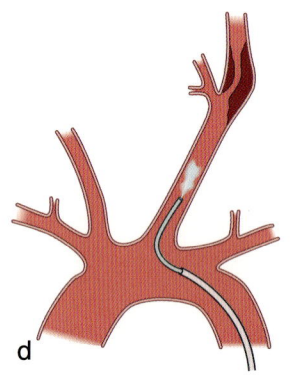
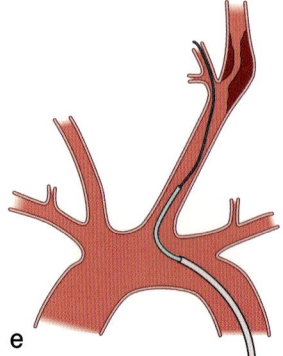
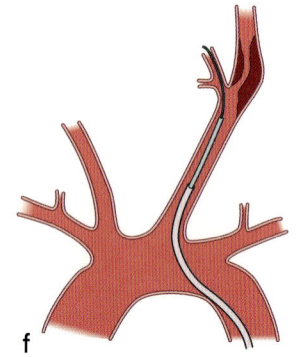

d これらを避けるためには、総頚動脈入口部から造影を行って、

e ロードマップ下にガイドワイヤーを外頚動脈遠位まで誘導し、

f インナーカテーテル、ガイディングカテーテルの順に、ガイドワイヤーに沿わせてゆっくりと挿入しておくと、安全に誘導できる

図4 CASにおける安全なガイディングカテーテル誘導法

(2) ソフトプラークの飛散（術中・術後）（図5）

末梢塞栓の原因として最も多いのは術中・術後のプラーク飛散である．多くの術者がこの現象に悩まされてきた．ただし，最近では術前診断による治療法選択によってかなり回避できるようになった．そのポイントについて解説する．

① 術前にプラーク性状を診断しておく

欧米では実臨床でプラーク診断が行われることはあまりないようであるが，わが国では頚動脈エコーやMRIを用いたプラーク診断が盛んに行われている．これは，わが国ではCEAよりもCASの方が多く施行されていることや保険システムの違いによるものと考えられる．

CASを行う場合にプラーク診断でわれわれが知りたいことは、「ステント留置後にプラークが逸脱して末梢

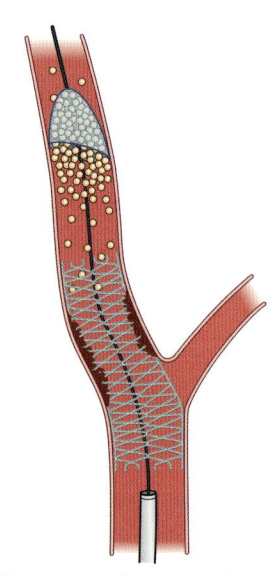

図5 ソフトプラークの飛散

塞栓を起こすリスクがどのぐらいあるか」ということである．この疑問に100％答えることはできないが，MRIなどで大量のソフトプラークの存在が確認された際には，ステント留置後にステントメッシュを介してプラーク逸脱が起きることが多く，末梢塞栓につながることが知られている．したがって，術前のプラーク性状診断はCAS選択の決定に非常に有用である[8,9]．

しかし，実際には自院のMRIでプラーク性状診断が施行できない施設もある．そのような場合には，われわれが提唱したtime-of-flight法MRAでプラーク内が高信号にみえるかどうかを確認する簡便法が有用である[9]（図6a）．この方法は特別な撮像法を行わなくても，スクリーニングで行ったMRAを見返すだけで十分である．ウインドウレベルで見え方が変わってしまうという欠点を有するが，その場合には基画像（axial image）における筋肉との信号比を確認すると確実である．自験例を検討した結果，MRAでプラーク内に高信号が存在する場合にはCAS後に虚血性イベント（一過性脳虚血発作を含む）を来す症例が，高信号が存在しない場合に比べて有意に多いことが示された（18.4％ vs 1.4％, p=0.003）[10]．MRAでプラーク内が高信号に見える場合にはCASハイリスクと考えてよいであろう（図6b）．

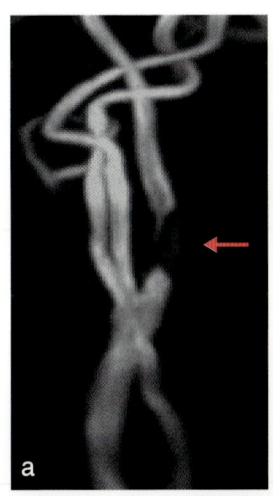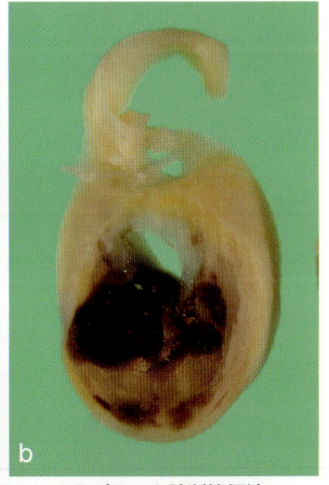

図6　time-of-flight(TOF)MRAによるプラーク診断簡便法
a：time-of-flight (TOF)MRA MIP画像におけるプラーク内の高信号病変．
b：同症例のCEA標本．TOFにおける高信号に一致して血腫が認められた．

② 大量ソフトプラークにはCEAを適用する

さて，大量にソフトプラークが存在するようなケースは全体の1〜2割である．このため，このような症例でCEAのリスクが高くない場合には，あえてCASを選択せず，CEAを選ぶことで全体の治療成績が上がる[10]．頸動脈狭窄症の治療はCASだけではない．「術中にステントから繰り返し逸脱してくるプラークに難渋した」といった発表をみかけるが，当施設ではプラーク診断に基づいた治療選択をするようになってから，そのような合併症には遭遇しなくなり，術後の虚血性合併症も激減した．CAS最多の虚血合併症を減らす最大のポイントはプラーク診断の結果でリーズナブルに治療を選択することである．

③ 柔らかく，目の細かいステントを使用する

　しかし，大量ソフトプラークが診断されたにもかかわらず全身状態からCEAを選択できない，あるいは患者さんがCASを強く希望する場合にはどうしたらよいだろうか？その場合にはソフトプラーク治療に有利な拡張力（radial force）が弱くステントメッシュが細かいWallstent（Boston Scientific）を選択する．一方，バルーンのサイズは遠位血管径の70～80％程度にするのが無難である．

　しかしそれでもプラークの逸脱を完全に防ぐことはできない．術中にプラークが大きく逸脱してきた場合の対処法については各論 Case 9（p.84）をご覧いただきたい．

（3）ステント拡張不良（図7）
バルーンが十分に拡張しない状態ではステントを留置しない

　高度石灰化を伴う症例などで，ステントが十分に拡張しない場合にもトラブルが起こりうる．頸動脈ステントは先端チップがコーン状に太くなっている．バルーンでの拡張が不十分なまま石灰化病変にステントを置くと，この先端チップが抜けなくなることがある．頸部の回旋やbuddy wire挿入によるPTAなどでも抜去できない場合には深刻な事態となる．したがって，病変が固く，バルーンが拡張しないような状態ではステントを留置しないようにすべきである．

（4）血管攣縮・解離（図8）
プロテクションデバイスが移動しないように注意する

　プロテクションデバイス（embolic protection device：EPD）の有用性については誰もがよく知るところであるが，それによる解離や血管攣縮も起こりうる．解離の方が問題になりやすいが，攣縮でも高度になると急性閉塞を来すことがある．どちらかわからないときには血管内超音波などが鑑別に役に立つ．

　どちらもデバイスの動きによって生じるため，慎重な操作が重要であることはいうまでもない．しかしそれでも起きてしまうことがある．解離や攣縮を認めた場合にはワイヤーを絶対に抜かないことが大切である．もしワイヤーなどを抜いてしまった場合は，すぐに真腔に挿入しよう．閉塞に至ってしまうと対応に難渋することが多いためである．各論に症例を紹介したので，確認していただきたい（Case 8 p.76）．

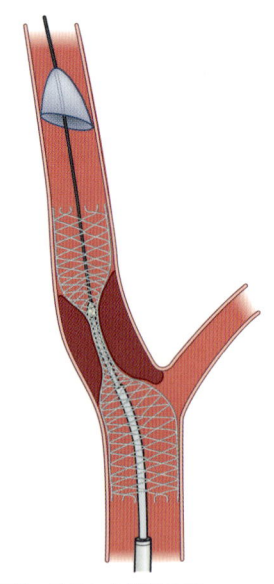

図7　ステント拡張不良

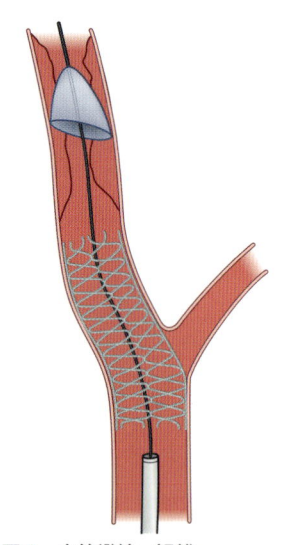

図8　血管攣縮・解離

(5) 過灌流症候群
過灌流症候群のハイリスク群を診断する

　狭窄が高度で側副路の発達が悪い場合には，高度の脳血流低下を示すことが多い．特に安静時脳血流が正常値の80％未満で脳循環予備能が10％未満の場合（Powersの分類におけるStage II）にCASやCEAを行うと過灌流症候群を来しやすいことが知られている．最近の調査においても，術前SPECTでこの条件を満たす場合にはCAS後の過灌流症候群が6％，頭蓋内出血は3.1％に認められ，通常よりも有意に過灌流リスクが高いことが示されている[11]．

　したがって高度の脳血流低下を示す場合には，過灌流のリスクを下げるため，あらゆる努力が必要である．われわれは術後の十分な降圧に加え，段階的拡張術（Staged angioplasty）[12]を試みている．十分な拡張が得られない症例では一期的なCASになってしまうが，それでも通常の治療と同じである．全国調査でも段階的な拡張が行えた症例では，過灌流症候群は3.2％，頭蓋内出血も1.6％とハイリスク群における通常のCASの半分程度に減少していた[11]．問題は虚血合併症と二度の治療介入による全身合併症をどう減らすかである．そのためには抗血栓療法の調節（出血しにくい抗血小板薬の選択，血小板凝集能の測定，術後抗凝固療法を行わないこと）などが重要と考えている．いずれにしろ，過灌流症候群のハイリスク群と判定された場合には，その回避のためにさまざまな工夫を行うべきである．

(6) 薬剤抵抗性による血栓症
血小板凝集能を測定する

　抗血小板薬の効きには個人差がある．例えばクロピドグレルについては低反応性の患者が15～20％存在することが知られており，アスピリンも同様である．抗血小板薬1剤で虚血合併症が生じやすいのはこれが原因とも考えられる．一方，多剤にすることで低反応による虚血合併症は減少させられると考えられるが，効きすぎると出血合併症が増えてしまう．したがって，薬剤の効きを確認することが重要である．自験例において，CASの虚血合併症を来した症例には血小板凝集能が低下していない症例が有意に多かったことを報告している[13]．一方，血小板凝集能が高度に低下している場合には，出血合併症が増加すると考えられる．

　以上のことから，われわれは治療前に血小板凝集能を測定し，それによって薬剤の調整を行うようにしている．2剤ともに抵抗性の場合には治療を延期する．プラークを潰し，異物留置を行う本治療では，抗血栓療法は治療の成否を決める最大の因子と考えられるためである（Case 9「さらに極める：CAS後の血栓症と抗血栓療法」p.87参照）．

4）周術期管理

　本治療においては術前の全身検索をはじめ，薬剤管理や治療法の選択，さらには定期フォローまで含めた周到な管理が必要となる．実際には血管が良好に拡張し，術後1～2日経過が良好な場合には治療部に問題が起きることは少ないが，3か月までは抗血小板薬は2剤継続し，頸動脈エコーなどでステント内に異常がないことを確認し

てから1剤に減量することが多い．また，その際には血小板凝集能検査で効いている薬剤を残すようにしている．

❷ 頭蓋内血管形成術

1) 治療の特徴

　　基本的には脳梗塞の予防のために慢性期に行われてきた．しかし，最近では急性閉塞で搬入され，再開通療法時に狭窄が診断される症例が増加している．急性期に狭窄が診断された場合に，薬剤治療で経過をみるか，経皮的血管形成術（percutaneous transluminal angioplasty : PTA）のみ行うか，急性期にステント留置まで行うかについては意見が分かれるところである．一方，無症候性病変には血管内治療が行われないことが多い．

2) 治療法の選択

　　頭蓋内動脈狭窄に対するステント留置術の有効性確認のために行われたランダム化試験（SAMMPRIS trial）の概要を示す．

　　本試験は発症30日以内の症候性頭蓋内動脈高度狭窄を対象に，積極的内科治療（**表4**）または積極的内科治療＋血管内治療にランダムに割り付け，2年間の経過観察を行った研究である．血管内治療はバルーンによる前拡張後，Wingspan stentを留置するという方法で行われた．

　　本研究は各群382例（計764例）を目標として登録が開始されたが，中間解析で30日以内のイベントが血管内治療群に有意に多く（14.7 % vs 5.3 %, p=0.002），その後のイベント率も両群で同等であったため，登録は計451例で中止された．解析の結果，症候性頭蓋内動脈高度狭窄症においては積極的治療が優位であることが示された．

　　なぜ血管内治療の成績が不良だったのだろうか？　血管内治療群のイベント33例はいずれも周術期（治療後1日以内25例，2～6日後8例）に生じていた．しかもそのうち出血性脳卒中が10例（30.3 %）で，内科治療群（出血性脳卒中なし）に比べて有意に多数であった（p=0.04）．以上から発症後早期に血管内治療を施行したことが治療成績が不良であった一因と考えられた．

　　SAMMPRIS trialの結果を踏まえ，わが国におけるWingspanの適応は「血管形成時に生じた血管解離，急性閉塞または切迫閉塞に対する緊急処置，他に有効な治療法がないと判断される血管形成後の再治療」となっている．つまり，いったんバルーンで血管拡張を行い，その後に使用するということである．

表4　積極的内科治療

1. 抗血小板療法	アスピリン325 mg/日，クロピドグレル75 mg/日を90日間以上併用
2. 危険因子管理	収縮期血圧＜140 mmHg（糖尿病症例では＜130 mmHg） LDL＜70 mg/dL（スタチン投与による） ライフスタイルの改善（禁煙を含む）

3) 治療合併症

さて次に本治療において注意すべきことを考えてみよう．ここでも起こりうる治療合併症を並べて，その回避法を考えてみることにする．

> (1) カテーテルアクセス中のトラブル
> (2) バルーン・ステントが誘導できない
> (3) ステントのずれ
> (4) ステント内血栓症
> (5) 出血
> (6) 穿通枝閉塞による脳梗塞

(1) カテーテルアクセス中のトラブル

①狭窄部通過時の血管穿孔・解離(図9)
ガイドワイヤーを慎重に操作する

高度狭窄例ではワイヤーが病変を通過しにくいことがあるが，その際にはきわめて慎重に操作しないと血管穿孔や解離を生じやすい．ひとたび起こしてしまうと血管拡張が行えないばかりか，重度の合併症につながるため，以下のような工夫を要する．1)先端の柔らかいガイドワイヤーを使用する，2)バルーンまたはマイクロカテーテルからワイヤーを十分に出して操作する，3)倍率を大きく上げてロードマップ下で操作する，4)ワイヤーを回しながら優しく操作する，5)ワイヤー先端を small J shape（小さな J 型）にする，などである．

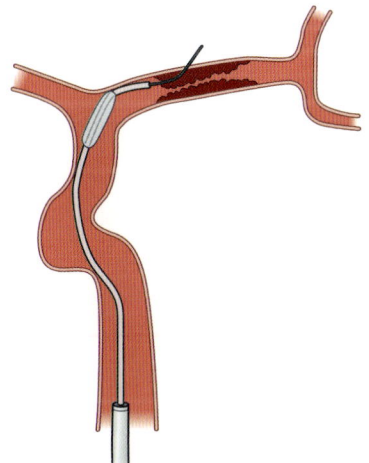

図9 狭窄部通過時の血管穿孔・解離

②ロングワイヤーでの入れ替え時の血管穿孔(図10)
入れ替え操作時のワイヤー移動に注意する

現在の Wingspan はロングワイヤーで入れ替えが必要である．いずれ rapid exchange に改良されると思われるが，現時点では注意が必要である．というのもワイヤーを残してバルーンを抜去し，ステント用のマイクロカテーテルへ交換する際にワイヤーが抜けてしまったり，ジャンプアップして血管を穿孔することがあるためである．このためロングワイヤーの先端はまっすぐで血管分岐のない場所に留置し，ジャンプアップに備えて先端を小さな J 型にシェイプす

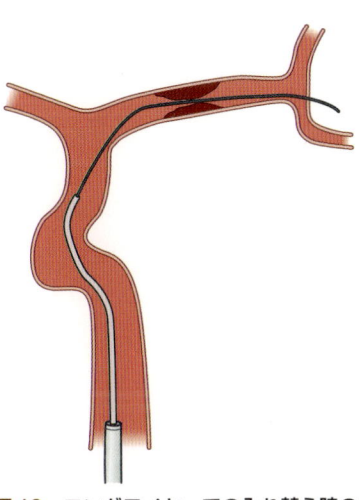

図10 ロングワイヤーでの入れ替え時の血管穿孔

ることをお勧めする．また入れ替え操作は最低でも慣れた2名で慎重に行うとよい．

(2) バルーン・ステントが誘導できない（図11）
ワイヤーを遠位に誘導する，ガイディングを強化する

ワイヤーは病変を超えて誘導できても，バルーン・ステントが誘導できないことがある．このような場合には，①ワイヤーをできるだけ遠位に誘導する，②ガイディングシステムを強化する，などの工夫が必要である．特にガイディングシステムが通常の5 Frである場合には，ガイディングシースとガイディングカテーテルをcoaxialに重ねてダブルサポートにしたり，バルーン付きガイディングに変更してバルーンを拡張することで誘導が可能となることが多い．

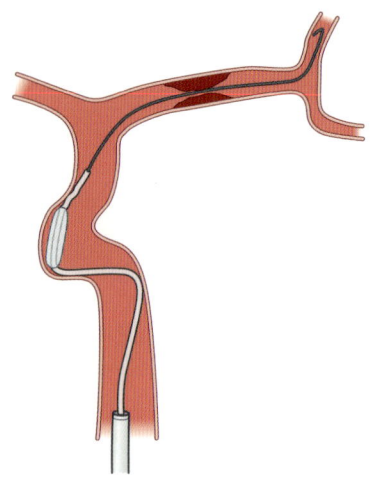

図11　バルーン・ステントが誘導できない

(3) ステントがずれてしまった（図12）
ステント展開直前に最終造影を行って確認する

ステントを留置しようとしたところ，なかなか展開せず，そのうちにデバイスの位置がずれてしまい，狙ったとおりに留置できないことがある．病変をステントがカバーできていない場合にはステントの追加が必要となる．このようなことが起こらないように，ステント展開直前に造影を行って位置確認する．

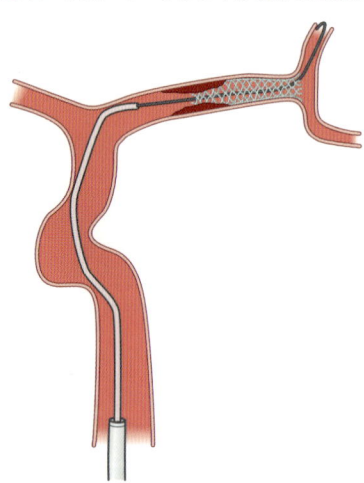

図12　ステントがずれてしまった

(4) ステント内に血栓ができた（図13）
虚血イベントから治療までの時間をあけ，抗血栓療法を強化する

問題なくステントを留置したものの，術中・術後に閉塞してしまうといった現象も起こりうる．これらは主に血小板凝集能が十分に低下していないか，虚血イベントから日が浅いためにもともと壁に存在していた血栓が留置によってステント内に逸脱したり，ソフトプラークが治療で潰されたために血栓が形成された可能性が考えられる．ただ，急性閉塞で発症した症例などでは治療を待機するまでの間に再発作を来すリスクもある．そういった場合には抗血小板薬を2剤ローディングして，バルーンのみでいっ

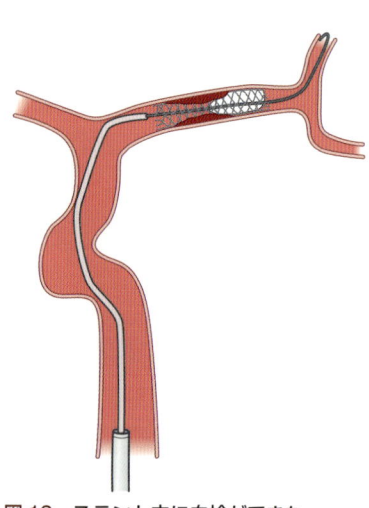

図13　ステント内に血栓ができた

たん治療し，血小板凝集能が十分に低下した段階でステント留置に踏み切るようにしている．

(5) 出血を来した（図14）
完全拡張を目指さない

バルーンによる拡張後の出血は，遠位血管径を測定して，その70～80％のサイズできわめてゆっくりと拡張すれば避けられることが多いが，それでも完全には予防できない．当該血管への側副血行の発達度などにより対処法が変わるが，各論に症例を呈示したのでご覧いただきたい（Case 20 p.162参照）．重要な点は狭窄が固くて広がりにくいときに，高圧拡張やサイズアップを安易にしないことである．バルーンで血管を破裂させた場合には重度の出血が多く，しかもステントが留置してある場合には止血困難となり，致命的となり得るからである．

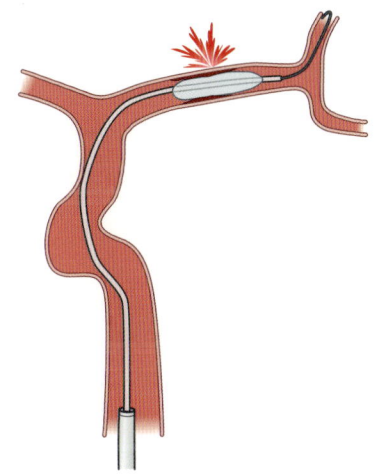

図14　出血を来した

これは脳血管形成術の最大の弱点であり，現在のところ病変の拡張度を上げることよりも血管破裂（損傷）を避けることのほうが重要と考えられる．

一方，脳梗塞発症直後に抗血栓療法を強化すると梗塞巣の出血性変化が起こりうる．どの程度の脳梗塞にいつからどの程度の抗血栓療法を行うと安全かについては十分な情報がないため，個々の症例で医師の経験を元に選択するしかないと考えられる．

(6) 穿通枝閉塞による脳梗塞（図15）
穿通枝が狭窄内や近傍にあるときは治療を避ける

頭蓋内血管形成術に特徴的な合併症である．snow plow effect（雪かき効果）と呼ばれており，バルーンでプラークを変形・移動させることで，近傍にある細い枝が詰まってしまうことを指す．穿通枝の多い脳底動脈や中大脳動脈M1部に起きやすいとされている．この現象はひとたび起きてしまうと対処法がない．このためわれわれは術前に必ず血管造影検査を行い，プラークと穿通枝の位置関係を確認し，プラーク内から穿通枝が分岐している場合には原則適応外としている．

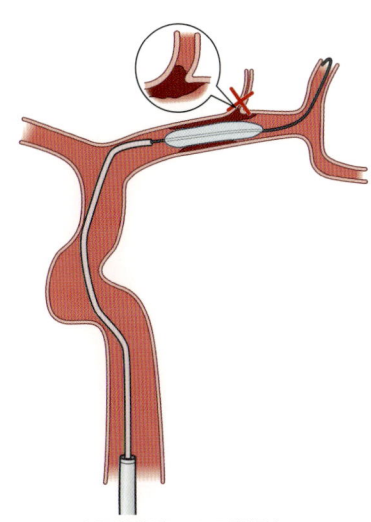

図15　穿通枝閉塞による脳梗塞

③ 急性期血栓回収療法(Acute thrombectomy)

1) 治療の特徴

　本治療は主幹動脈の急性閉塞を再開通させ，病態を改善することを目的に施行される．rt-PA 静注療法は発症後 4.5 時間以内に制限されているが，本治療は原則，発症後 8 時間までが適応となる．この治療の有効性を示すランダム化試験の結果が公表され，rt-PA 静注療法を含む標準的内科治療のみよりも血管内治療を追加した方が優位であることが示された [14-18]．

2) 治療法の選択

　本治療の有効性を初めて示した RCT である MR CLEAN の概略を示す [14]．
　前方循環の動脈近位部閉塞〔内頸動脈，中大脳動脈(M1，M2)，前大脳動脈(A1，A2)〕で，発症後 6 時間以内に血管内治療が可能な患者が対象となった．
　500 例が登録され，233 例が血管内治療群，267 例が標準治療群に割り付けられた．89 % に rt-PA が投与され，血管内治療群に割り付けられた 233 例中，実際に治療が行われたのは 196 例であった．そのうち 190 例(97 %)でステント型デバイスが用いられ，30 例に頸動脈ステントが留置された．血管内治療群の再開通率(TICI 2b-3)は 58.7 % で，90 日後の mRS は血管内治療群で有意に良好であった(オッズ比 1.67，95 % 信頼区間(CI)1.21-2.30)．機能的自立(mRS 0-2)の割合も血管内治療群の方が高かった(32.6 % 対 19.1 %，オッズ比 2.16, 95 % CI 1.39-3.38)．
　一方，死亡率と症候性脳出血発生率に有意差は認めなかった．しかし 90 日以内の新たな梗塞は 13 例(5.6 %)対 1 例(0.4 %)と血管内治療群に多く，血管内治療に伴う動脈解離が 4 例(1.7 %)，血管穿孔が 2 例(0.9 %)に認められた．
　以上のように，MR CLEAN では発症後 6 時間以内の前方循環近位部閉塞において，血管内治療の有効性が証明された．
　その後，公表された ESCAPE，EXTEND I-A，SWIFT PRIME，REVASCAT などでも中間解析ながら血管内治療の優位性が示され，エビデンスはほぼ確立したといえる [15,16]．

3) 治療合併症

　では，血栓回収療法のトラブルを考えてみよう．

(1) アクセス中の穿孔
(2) 十分な開通が得られない
(3) 他血管が閉塞した
(4) 出血した
(5) 再閉塞した

(1) **アクセス中の穿孔(図 16)**
ワイヤーの動きを確認しつつ，先端を回しながらやさしく進める

閉塞部にワイヤーやカテーテルを通す際に血管穿孔を起こすことがある．閉塞部よりも遠位の情報がなく，盲目的な状態でワイヤーを通すため，本治療では穿孔が起きやすい．閉塞部よりも遠位で穿孔を来した場合には出血は起きないが，再開通すると出血を来すため，そこで手技を終了することとなってしまう．一方，閉塞部よりも近位の血管を穿孔した場合には，止血処置が必要となる．穿孔を避けるには，ワイヤーの動きを確認しつつ，先端を回しながらゆっくり進めるようにする．穿孔を起こした場合の対処法は各論 Case 20(p.162)に取り上げたのでご覧いただきたい．

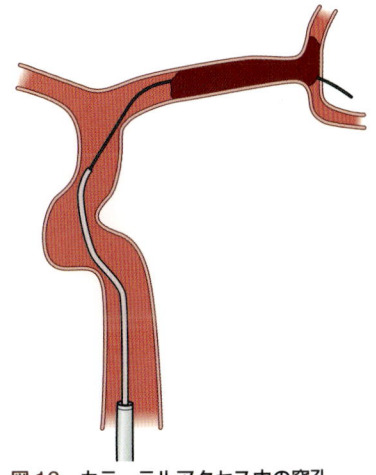
図 16　カテーテルアクセス中の穿孔

(2) **デバイスにより解離を来した(図 17)**
病型の確認に努め，使用デバイスを選ぶ

ステント型デバイスなどを使用して血管が開通したものの，解離を認めることがある．重度になると再閉塞や血栓症を来してしまうため，ステント留置が必要となり，抗血栓療法が中止できなくなるといった不利な状況が生じる．このためできるだけ血管損傷を来さない手技を心がける必要がある．動脈硬化性病変に気づかずにステント型デバイスを使用したり，Penumbra カテーテルを挿入することで解離を生じることがあるので注意を要する．他血管に動脈硬化が強い場合や，ワイヤーの挿入困難例では狭窄が

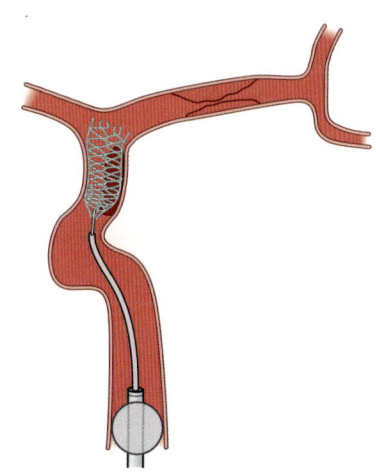
図 17　デバイスにより解離を来した

潜んでいる可能性があるので，まずアンダーサイズのバルーンを誘導して低圧(1〜2気圧)でバルーンの膨らみ方をみれば狭窄に気づくことができる．動脈硬化性病変を疑った場合にはこういった工夫によって重度合併症を回避するように努めるとよい．

(3) **十分な開通が得られない(図 18)**
病型の確認に努め，吸引により遠位塞栓などを回避する

ステント型デバイスの導入や Penumbra カテーテルの改良により再開通率は劇的に上昇しており，完全再開通が得られる確率が高くなってきた．しかし現在でも症例によっては完全開通には至らず，TICI 2a 以下となることがある．こういった状況を避けるために，塞栓症と動脈硬化性病変の鑑別に努めたり，ガイディングカテーテルのバルーンをふくらませてしっかりと吸引する，あるいは Penumbra カテーテルを併用

するようにするとよい．それでも閉塞が残る場合には，その閉塞血管を開通させることで得られるベネフィットと，カテーテル操作によるリスクを考慮して，さらに治療を行うかどうかを判断することとなる．

(4) 他血管が閉塞した（図19）

バルーンガイディングからの吸引，Penumbraカテーテルを併用する

Embolization to New Territory (ENT) はステント型デバイスで起きやすい現象として知られているが，Penumbra単独でも起こりうる．バルーンガイディングからの吸引，Penumbraカテーテルとステント型デバイスを併用するなどの基本的な操作によって回避に努めることが重要である．

さて，他血管閉塞の場合にはどの血管がどの位置で閉塞したかによって対応が違う．例えば右中大脳動脈の分枝である前側頭動脈(anterior temporal artery)の閉塞であれば放置してかまわないが，前大脳動脈などでは，再開通を要する場合がある．いずれにしても，それぞれの血管の分岐の位置を覚えていないと閉塞しているかどうかの判定がつかず，さらにはその閉塞時の症状を知らないと再開通させる必要性が判断できない．このため脳動脈の基本的な解剖と，それぞれの支配領域と機能との関連を確認しておこう．Case 9「さらに極める：頭蓋内血管の基本」(p.96)を参照．

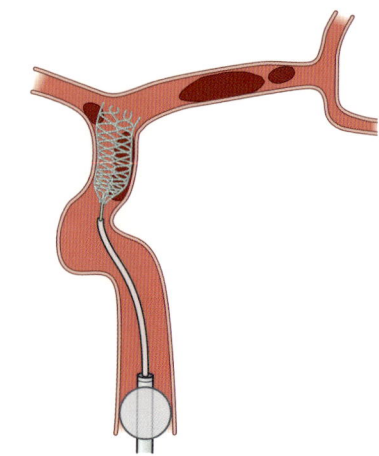

図18　十分な開通が得られない

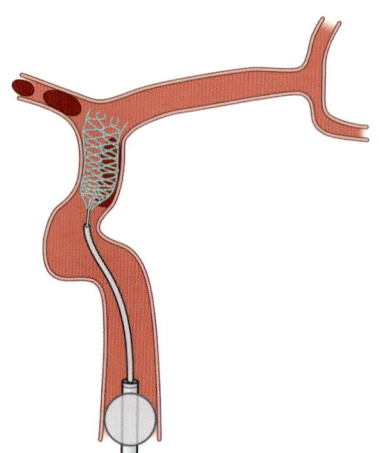

図19　他血管が閉塞した

(5) 術中術後の出血（図20）

無理な牽引を回避する（Penumbraを併用する，遠位病変には太いステント型デバイスを用いない）

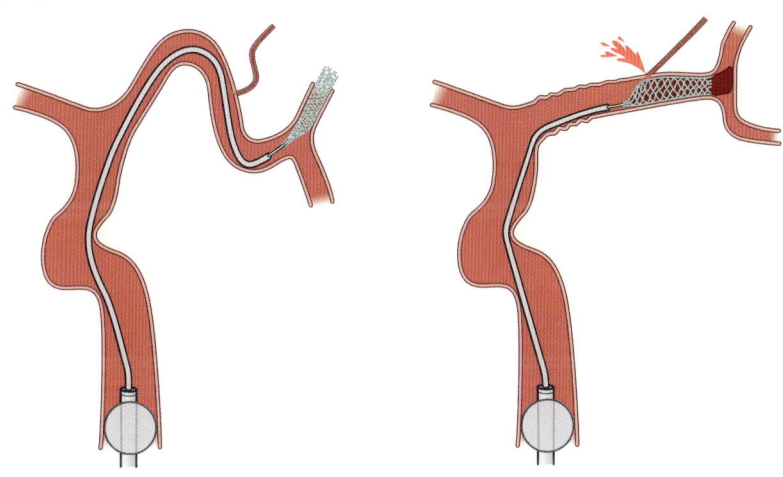

図20　術中術後の出血

　血栓回収療法における出血は，主に血管の牽引や損傷によるくも膜下出血と脳内出血，そして脳梗塞の出血性変化（出血性脳梗塞）に分けられる．

　まず，本治療においては，できるだけ出血させない方法を選ぶ必要がある．遠位血管病変や屈曲病変では，太いステント型デバイスでは出血しやすい傾向があるので，デバイスの選択を慎重にすべきである．もしステント型デバイスを使う場合にはPenumbraカテーテルなどのサポーティングカテーテルを併用するか，小径のものを用いるとよい．

　一方，出血性梗塞についてはいまだ不明点が多い．たとえばどの時点までは再開通させても大丈夫なのかはいまだに不明である，また治療直後のCTで，術前の拡散強調画像で高信号に示された部位が高吸収になることが多いが，その所見が血液脳関門の破綻を示すのか，あるいは出血なのかはフォローアップしないと判別できないことが多い．したがって，こういった所見を認めた場合には，厳重な降圧療法を行い，抗血栓療法の開始は控えるようにしている．

(6) 治療後の再閉塞（図21）

愛護的な操作，抗血栓療法の強化

　治療によって開通した血管が翌日に再閉塞したり，他の血管が新たに閉塞することがある．他血管の場合には心原性脳塞栓の再発ということになるが，再開通させた部位の再閉塞の場合には心原性塞栓の再発なのか，治療によって内皮損傷を生じたために血栓症を来して閉塞したのかは判別が難しい．動脈硬化性狭窄を有する場合には抗血小板薬の早期投与が有効と思われ

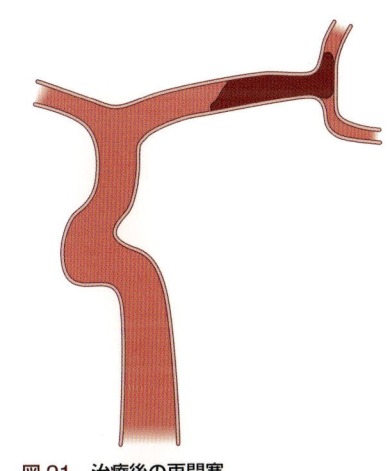

図21　治療後の再閉塞

るが，心原性脳塞栓症に血栓回収を行った場合にはどうだろうか？　最近ではNOAC (non-vitamin K oral anti-coagulant) によって迅速に抗凝固効果が得られるので，手技による出血などがない場合には当日に投与を開始することがあるが，それでも再開通部が閉塞する症例を経験すると，ステント型デバイスを複数回使用したようなケースでは内皮損傷に対して抗血小板薬の投与を行った方がよいようにも感じる．ただし，出血合併症が増加する可能性もあるため，今後，慎重に症例を重ねて検討していきたい．

❹ まとめ

　以上，この総論では代表的な3疾患について概略をまとめ，主にトラブルの回避法について解説した．虚血性脳疾患の病態には共通点が多いため，トラブル回避法やトラブルシューティングの基本的な考え方は同じだが，個々の疾患独特の問題もある．また患者の全身状態などによっても対応が違うので，できれば複数の脳血管内治療専門医で治療に臨み，何かが起きた場合には神経学的所見と血管支配領域を確認した上で，対応するとよい結果が得られる．

　さて，各論では実際にわれわれの身の回りで経験した事象を皆さんと共有し，トラブルシューティング法を考えてみたい．「あなたならどうする？」のところでは，ページをめくる前に自分なりの対処法を考えてみてほしい．

文献

1) Yadav JS, *et al.* : *N Eng J Med* 2004;**351**:1493-1501.
2) Brott TG, *et al.* : *N Eng J Med* 2010; **363**:11-23.
3) SPACE Collaborative Group : *Lancet* 2006; **368**:1239-1247.
4) EVA-3S Investigators : *N Eng J Med* 2006; **355**: 1660-1671.
5) ICSS Investigators : *Lancet* 2010; **375**: 985-997.
6) Economopoulos KP, *et al.* : *Stroke* 2011;**42**:687-692.
7) Abbott Al, *et al.* : *Stroke* 2009; **40**:e573-583.
8) Yamada K, *et al.* : *Atherosclerosis* 2011;**215**:399-404.
9) Yamada K, *et al.* : *Atherosclerosis* 2010; **208**:161-166.
10) Yoshimura S, *et al.* : *J Stroke Cerebrovasc Dis* 2013; **22**:1082-1087.
11) Hayakawa M. *et al.*: (in preparation)
12) Yoshimura S, *et al.* : *Neurosurgery* 2009; **64**(3 Suppl):ons122-128.
13) 榎本由貴子, ほか : *JNET* 2008;**2**:188-192.
14) Berkhemer OA, *et al.* : *N Engl J Med* 2015; **372**:11-20.
15) Goyal M, *et al.*: the ESCAPE Trial Investigators. *N Engl J Med* 2015; **372**:1019-1030.
16) Campbell BC, *et al.*: the EXTEND-IA Investigators. *N Engl J Med* 2015; **372**:1009-1018 .
17) Saver JL, *et al.* : SWIFT PRIME Investigators. *N Engl J Med* 2015 [Epub ahead of print]
18) Jovin TG, *et al.* : REVASCAT Trial Investigators. *N Engl J Med* 2015 [Epub ahead of print]

（吉村紳一）

I 頚動脈ステントにおけるトラブル

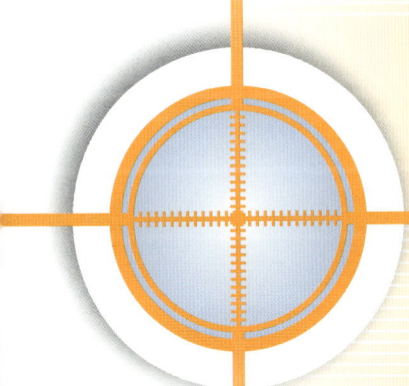

I 頚動脈ステントにおけるトラブル

Case1 ガイディングカテーテルが上がらない，安定しない

症例

1 現病歴

60歳代男性．高血圧，脂質異常症に対し内服加療中であった．腹部大動脈瘤のため腹部大動脈〜両側腸骨動脈にステントグラフトを留置されている．ふらつきの精査にて両側内頚動脈(ICA)の高度狭窄を指摘され当科紹介となり，狭窄率がより高度である右側頚動脈ステント留置術(CAS)を施行し，良好な拡張が得られたため，左側に対してもCASを施行することとなった．

2 術前検査と評価

● MRA（図1）

脳血管撮影にて，左ICA起始部にNASCET 80%の高度狭窄が確認された．time-of-flight MRIにおいては，プラーク内高信号を認めなかった．

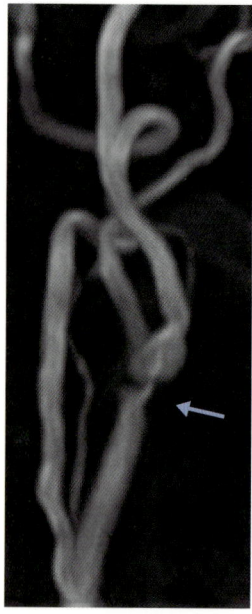

図1 初回 MRA
初回MRA（time-of-flight（TOF）法）にて左ICA起始部の高度狭窄が明らかである(矢印)．TOF-MRAにて高信号プラーク内には認めない．

❸ 血管内治療

　術前より抗血小板薬は2剤を内服，手技に先立ちヘパリン5,000単位を静注し，局所麻酔下に手技を施行した．腹部大動脈〜両側腸骨動脈へのステント留置後であり，前回の右側CAS時と同様，右上腕動脈よりアプローチすることとした．

> **使用したデバイス**
> ガイディングシース：6 Fr Sheathless
> インナーカテーテル：6 Fr JB-2 カウントダウン
> ガイドワイヤー：ラジフォーカス 0.035-150 レギュラー

トラブル発生！

　左総頸動脈(CCA)へ直接カテーテルを誘導しようとすると大動脈に逸脱してしまった．このため大動脈弁によるターンオーバー法を用いたところガイドワイヤーとインナーカテーテルはCCAに誘導できたが，どうしてもガイディングシースが追従しなかった（図2）.

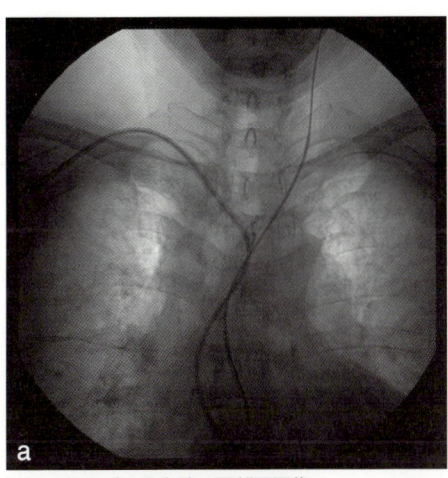 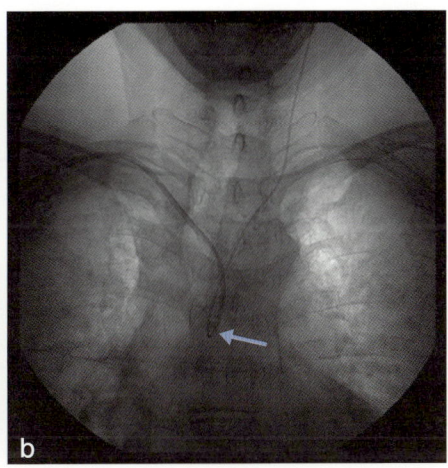

図2　トラブル発生時の頸部正面像
a：大動脈弁でのターンオーバー法によりガイドワイヤー，インナーカテーテルを左総頸動脈に誘導した．
b：ガイディングシースがどうしても追従しない（矢印：ガイディングシース先端）．

あなたなら どうする？

トラブルシューティング法

　ステントシステムは近年，ロープロファイル化しているものの，依然として他の治療手技と比較し大径のガイディングシステムを要することがほとんどである．最近では他の大血管病変を合併する例も多く，本例のようにアクセスルートが制限される場合もある．このような背景から，ガイディングカテーテルの誘導，留置困難にはしばしば遭遇する．またCASでは，安定していないガイディングカテーテルを用いて手技を継続することは危険である．

A　ガイディングカテーテルの誘導困難に対するトラブルシューティング

　ガイディングカテーテルの誘導困難は，①解剖学的特徴や動脈硬化のためにガイドワイヤーを十分遠位に送り込めない，または，②送り込んだガイドワイヤーにガイディングシステムが追従しないために発生する．①の場合には，ガイディングシステムに対してガイドワイヤーが相対的に硬すぎることが多く(図3a)，②の場合にはガイドワイヤーに対してガイディングシステムが相対的に硬すぎることが多い(図3b)．状況を的確に把握できれば，ガイドワイヤーを交換する，インナーカテーテルの形状やサイズを変更するなどで対応可能なことも多い．それでもガイディングカテーテルが留置困難な場合は，以下の手順を試みる．

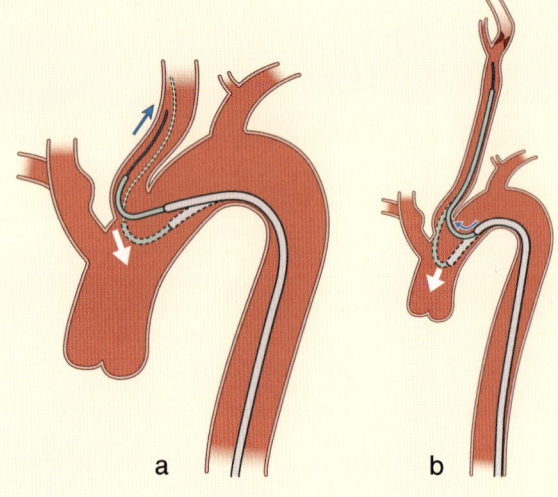

図3　よく遭遇するガイディングカテーテル誘導困難と基本的対処法
a：ガイドワイヤーを進めようとすると（白矢印），青矢印方向にシステムが落ちそうになる⇒ガイドワイヤーに対してサポートシステムの支持性が不十分といえる⇒まず試すべき対処法：①インナーカテーテルの形状を変更する，②ガイドワイヤーを柔らかいものに変更する，③インナーを増やしてトライアキシャルにする．
b：目的位置に留置したガイドワイヤー（またはインナーカテーテル）に沿ってシステムを上げようとすると（青矢印），追従せずに落ちそうになる（白矢印）⇒ガイドワイヤー（＋インナーカテーテル）の支持性が不十分といえる⇒まず試すべき対処法：①ガイドワイヤーをより遠位まで挿入する，②ガイドワイヤーを硬いものに変更する，③インナーカテーテルを追加してトライアキシャルにする．

❶ exchange法(図4)

　より細径のカテーテル（通常は4Frの診断用カテーテル）をいったん外頸動脈（できれば後頭動脈）に挙上し，これを通してサポート力の強いロングガイドワイヤー（Amplatz エキストラ スティッフタイプなど）を留置し，カテーテルとガイディングシステムを「しゃくとりむし」の要領で交換する．MO.MAシステムではルーチンにこの手順を要する．CAS症例の場合には頸動脈分岐部に病変が及んでいることもあるため，病変部近傍での操作はすべてロードマップ透視下で慎重に行う．

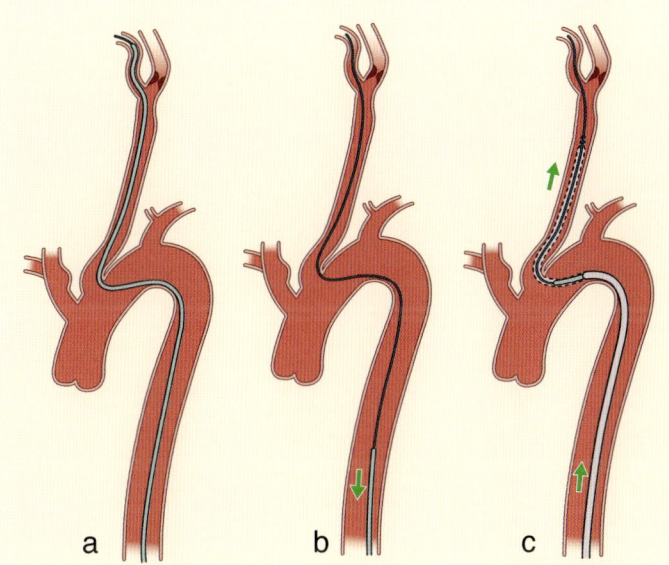

図4　exchange 法
a：より誘導が容易な細径のカテーテル（通常は診断用 4Fr カテーテル）を外頚動脈の十分遠位まで誘導し，カテーテルを通し硬めのロングワイヤーを留置する．
b：ガイドワイヤーを残し，カテーテルを抜去する．
c：ガイドワイヤーに沿ってシステムを誘導，留置する．

❷ ガイディングカテーテルのバルーンを利用する（図5）

　バルーン付きガイディングカテーテルを使用している場合，先端のバルーンを拡張させることで，血流の後押しによりカテーテルを進められる場合がある．血管壁とは密着させず，血流に対して十分に抵抗が加わる程度の拡張にするのがコツである．経験的に成功率は高くはないが，簡便かつ安全であり，試すべき価値のある方法である．

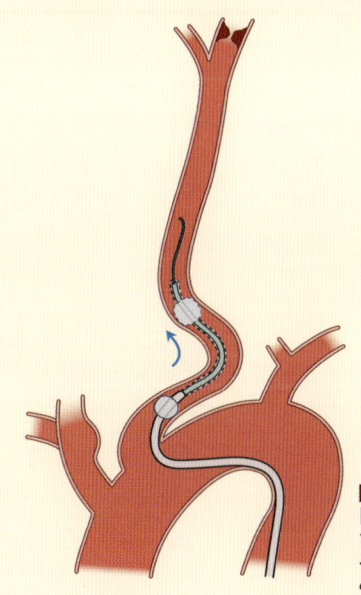

図5　ガイディングカテーテルのバルーンを用いる方法
目的血管にカテーテルの先端があれば，バルーンを拡張させることで血流の後押しによりカテーテルを進められる場合がある．特に頚動脈分岐後の蛇行が強い症例で試みる価値がある方法である．

❸ carotid compression 法[1]

　大動脈弓と目的血管のなす角度が鋭角な場合，ガイディングシステムが通常の方法では追従しないことがある．この場合，ガイドワイヤー（およびインナーカテーテル）を先行させた状態で，頚動脈を用手的に圧迫してガイディングカテーテルを追従させる（図6a）．応用として，ガイドワイヤー，インナーカテーテルを大動脈弁で反転させ目的血管に誘導し，さらに carotid compression を行うことによりガイディングカテーテルの追従経路を直線化させる手技を知っておきたい（図 6b, c）．CAS 症例においては圧迫される頚動脈に病変があるため，本法の適用は慎重に判断する．

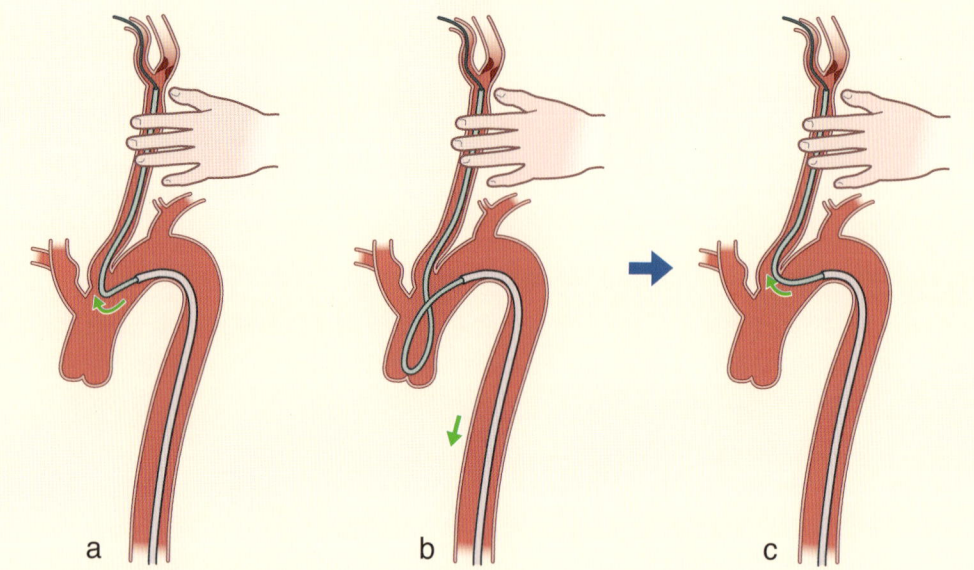

図6　carotid compression 法
a：ガイドワイヤー（＋インナーカテーテル）ごと頚動脈を用手的に圧迫し，ワイヤーを固定した状態としガイディングカテーテルを追従させる．（➡）
b：大動脈弓と目的血管のなす角が鋭角の場合，いったん大動脈弁でワイヤーをターンオーバーさせ目的血管を選択する方法がしばしばとられる．この際，carotid compression を行った状態でシステム全体を引く（➡）と，誘導経路が直線化される．
c：さらに carotid compression を行った状態でガイディングシステムの挙上（➡）を完了させる．

❹ スネア法

　Goose Neck Snare を用いてガイドワイヤー，インナーカテーテルを把持することで，追従経路を固定，直線化してガイディングカテーテルを追従させる．機械的に把持することで高い固定性が得られるため，確実性の高い方法である．反面，新たな穿刺部が必要になり，手技も煩雑化する．

❺ アクセスルートの変更

　どうしてもガイディングカテーテルの誘導が困難な場合，誘導できたものの安定しない場合，屈曲のため kinking してしまう場合などには，アクセスルートを変更せざるを得ない．

B　ガイディングカテーテルが安定しない場合のトラブルシューティング

①バルーンでサポートする

　バルーン付きガイディングカテーテルを用いている場合に，先端のバルーンを拡張し血管壁に圧着させることでシステムが固定される．また，GuardWireシステムを用いている場合に，GuardWireを目的血管で拡張させることにより，同時にアンカーの役割も果たし，システム全体が安定する．応用として，鎖骨下動脈へのガイディングカテーテル留置の際，上腕動脈でGuardWireを拡張しアンカーとして用いた症例を図7に示す．システムの安定を目的としたバルーンの拡張をする際には，解離を来さないような配慮とともに，遮断による不耐現象の出現などに十分注意し，麻酔の調節や手技時間の短縮に特に留意する．

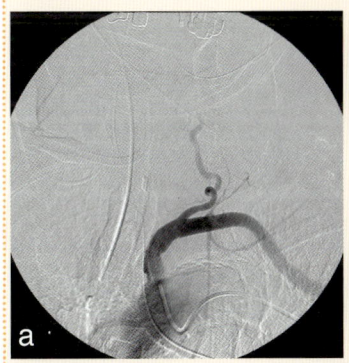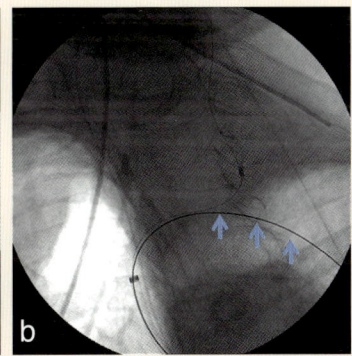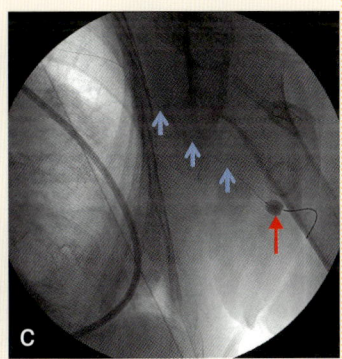

図7　GuardWireをアンカーとして用いた例（脳底動脈急性閉塞症に対し急性期再開通療法を施行した症例）
a：高度の円背があり，大動脈弓，椎骨動脈（VA）の蛇行も強く，ガイディングカテーテルの安定した留置に難渋した．
b：はじめ0.018 inch径のワイヤーを上腕動脈に通し（矢印）手技を施行したが，手技中に容易にガイディングカテーテルが脱落してしまう状況であった．
c：そこでGuardWireを上腕動脈に進め拡張することで（矢印：赤矢印が拡張させたバルーン）ガイディングカテーテルが安定し，手技続行が可能となった．

④　実際の治療手技と経過

　スティッフワイヤーを用いたexchange法およびcarotid compression法によってもガイディングシースを誘導できなかった．そこで，左上腕動脈に新たに4Frのシースを留置し，スネアを用いることとした．左鎖骨下動脈内でガイドワイヤーを7 mm Goose Neck Snareのループに貫通させ（図8a），次いでスネアにてインナーカテーテル，ガイディングシースを確保した．この状態でシステムをいったん大動脈内に落とし，再度ターンオーバー法によって目的血管である左CCAを選択した（図8b）．スネアによるアシストによりガイディングシースはCCA内に先端のみ留置することができた（図8c）．手技中はスネアにてガイディングシースを持続的に把持することでシステムの安定が得られた（図8d）．GuardWireを用いたdistal protection下に手技を施行し，目的どおりの拡張が得られた（図8e, f）．

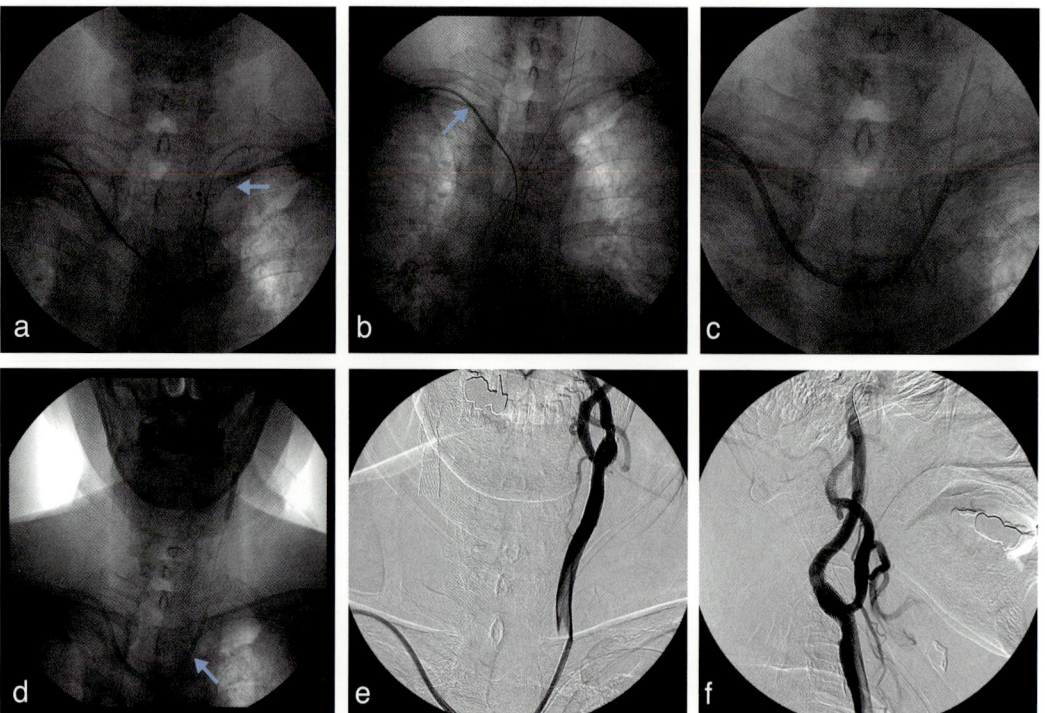

図8 実際の経過
a：左鎖骨下動脈内でガイドワイヤーをスネアのループ（矢印）にて確保した．
b：ガイディングシースまでループ内に確保した状態としてから大動脈弁でのターンオーバー法により再度ガイドワイヤーを左総頸動脈に誘導した（矢印：スネアのループ）．
c：スネアによるアシスト下にガイディングシースを誘導した．
d：手技中，スネアにてガイディングシースを把持しながら手技を行った（矢印：スネアのループ）．
e：CAS後正面像．
f：CAS後側面像．

5 術後経過

神経学的異常および穿刺部トラブルを来すことなく，術後経過は良好であった．

使用したデバイス
ガイディングシース：6 Fr Sheathless
インナーカテーテル：6 Fr JB-2 カウントダウン
ガイドワイヤー：ラジフォーカス 0.035-150 レギュラー，Amplatz Extra-Stiff wire 0.035-300
スネア：7 mm Goose Neck Snare
プロテクションデバイス：PercuSurge GuardWire Plus
拡張バルーン：Sterling 5.5 × 30 mm，Aviator Plus 6.0 × 20 mm
ステント：PRECISE 10 × 40 mm

文献

1) Yoshimura S, et al.: AJNR Am J Neuroradiol 2006; 27: 1710-1711.

（江頭裕介）

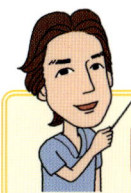

Dr. 吉村のワンポイントアドバイス

血管内治療をスキルアップするには？

　血管内治療は，今や脳血管障害の中心的治療の一つですが，「自施設の症例数が少ないのですが，どうしたらスキルアップできますか？」といった質問をよく受けます．ここでは私が考えるスキルアップのポイントを紹介します．

❶ とにかくアンギオをしよう！

　「習うより慣れよ」と言います．カテーテルの技術も同じ．数をこなせばこなすほど，うまくなります．アンギオは血管内治療の基本中の基本です．アンギオが下手で血管内治療がうまい人はいません．ですからアンギオの数をこなすことが第一段階です．

　ただし，やみくもに自己流でやってはいけません．最初はうまい人に教えてもらいましょう．そして自分がうまくできないときにはベテランの先生に代わってもらいましょう．ベテランの技術を知る絶好のチャンスです．そして，どんどん質問しましょう．本には載っていない自分だけのコツを教えてくれるかもしれません．

❷ 使う道具に詳しくなろう！

　使ったデバイスを持ち帰る人がいます．パンフレットと照らし合わせながら，実際に触りながら学ぶのです．そういった地道な努力は必ず報われます．本やコンピューター画面上だけでなく，デバイスに実際に触れることで，硬さや出し入れの抵抗などもわかるようになります．この治療はデバイスとの勝負です．使うたびにコツコツと確実に知識を増やしていきましょう．最近ではハンズオンセミナー等も開催されていますから，積極的に参加してみましょう．

❸ 疾患の知識を増やそう！

　技術的に向上しても，そもそもその疾患についての知識が足りなければよい治療などできません．カテーテル治療においても，「頭」と「手」の両方が必要なのです．疾患の知識を増やして，何のために，何を使って，どこから攻めるか，よく考えましょう．専門医の勉強は自分を一定レベルに引き上げるよいきっかけになると思います．

❹ 実際の治療にできるだけ参加しよう！

　自施設の治療件数が少ないと嘆く人にアドバイス．第3助手，第4助手でもいいですから，とにかく治療に数多く参加しましょう．自分がステントやコイルを留置しなくても，現場には多くの学ぶべきことがあります．検査入院や術前説明，そして治療の準備から術後管理まで，真剣に取り組めれば，どの段階でも重要事項が身についていきます．トラブルシューティングも現場で経験すれば生涯忘れることはありません．

　現在チャンスの少ないあなたにも，必ず術者のチャンスは訪れます．そして，最初が肝心です．最初の何回かでよい結果が出せれば，自然にチャンスが増えていきます．もちろん，ほろ苦いスタートであっても，挽回のチャンスは必ずあります．そのためにも万全の準備をしつつ，良好な人間関係を築いておきましょう．みなさんの健闘を祈ります！

Case2 デバイスが狭窄部を通過しない

I 頸動脈ステントにおけるトラブル

症例

1 現病歴

70歳代男性．もともと左内頸動脈(ICA)閉塞による脳梗塞により，右麻痺，失語症を呈していた(mRS 4)．

今回は，右黒内障の原因である右ICA狭窄に対して治療を行うこととなった．

2 術前検査と評価

● CTA，MRA，脳血管造影

CTAでは右ICA起始部に石灰化を認めるものの，全周性ではなかった．また，潰瘍を伴うプラークはtime-of-flight(TOF)で低信号であった．(図1)．

脳血管造影では，右ICA起始部は高度狭窄(NASCET 95%)であった(図2)．大型の潰瘍を伴っていたが，比較的安定したプラークと考えられ，対側のICA閉塞を認めることから，頸動脈ステント留置術(CAS)を選択した．

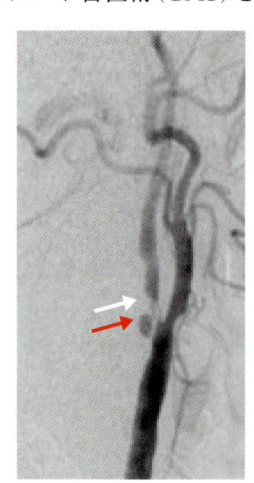

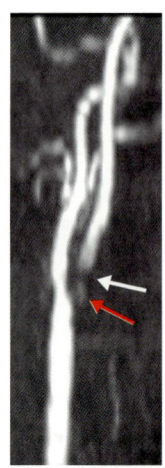

図1 TOF MRA所見 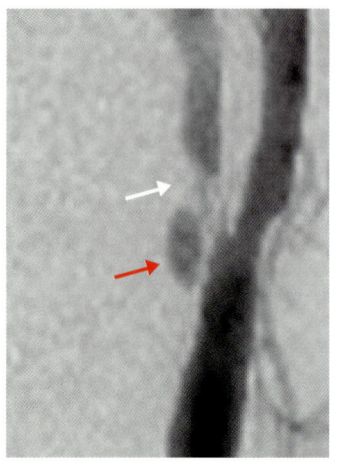　図2 脳血管造影(側面)
白矢印はプラーク，赤矢印は潰瘍を示す

3 脳血管内治療

Filterwire単独では狭窄部通過時に末梢塞栓を来しうるため，MO.MA ultra(以下，MO.MA)を併用することとした．

右腸骨動脈は閉塞していたので，9 Frロングシースを左大腿動脈に留置し，4 Frカテーテルを右後頭動脈へ誘導し，ロングワイヤー(Amplatz Super Stiff 300)で9 Fr

MO.MA に exchange した．右上甲状腺動脈は外頚動脈（ECA）起始部より分岐していたため，起始部でバルーンを inflate して ECA を閉塞させ，続いて総頚動脈（CCA）を閉塞した．

> 使用したデバイス
> シース：9 Fr ラジフォーカスイントロデューサー
> ガイディングカテーテル：MO.MA
> プロテクションデバイス：Filterwire EZ

トラブル発生！

Filterwire を用いて何度も試みたが，高度狭窄のため lesion cross できない（図3）．

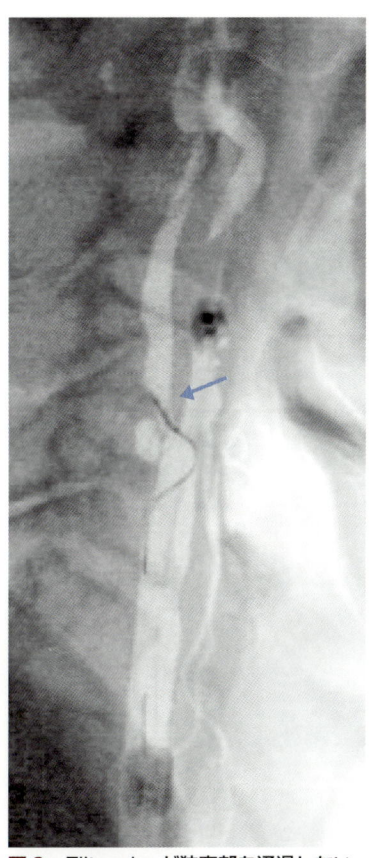

図3　Filterwire が狭窄部を通過しない

あなたなら どうする？

トラブルシューティング法

❶ buddy wire technique
　屈曲，狭窄病変での lesion cross 時に病変部を直線化させることで通過を容易にすることはあるが，高度狭窄病変ではワイヤーの挿入によって，さらにスペースがなくなってしまう．

❷ MO.MA のみで治療
　MO.MA はこういった高度狭窄例でも，0.014 inch のワイヤーが lesion cross できれば治療可能である．

❸ Spider に変更
　通常の 0.014 inch のガイドワイヤーが挿入できれば，Spider が誘導できることが多い．

❹ 実際の治療手技と経過

　マイクロカテーテル(Excelsior SL-10)とガイドワイヤー (CHIKAI 14 300 cm)を用いたところ容易に lesion cross できた．次にマイクロカテーテルを抜去し，MO.MA 併用下でフィルターデバイス(Spider)に入れ替え distal protection を追加した．バルーン(Sterling 3 × 40 mm)で前拡張を行い，ステント(Wallstent 10 × 31 mm)を留置後，後拡張を行った(Sterling 4 × 30 mm)(図4)．
　治療による末梢塞栓はなく経過良好で，自宅退院となった．

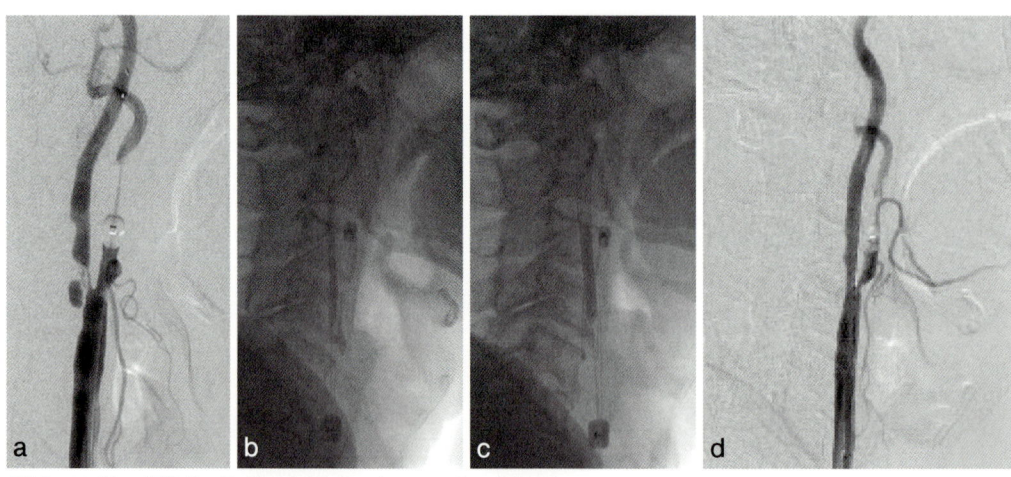

図4　ワイヤー挿入後，Spider にて distal protection を行った
a：Spider 展開後，b：前拡張，c：後拡張，d：ステント留置後

さらに極める！ ステント用ガイドワイヤーを知る

　MO.MAなどの使用時で遠位プロテクションデバイスを併用しない場合，通常のガイドワイヤーでlesion crossすることとなる．現行の頸動脈用ステントは0.014 inch対応であることから，0.016 inchワイヤーは使用できない．一方，バルーンは0.014 inch対応のもの（Coyote ES, Aviator Plus, Gateway, Bandicootなど）と，0.018 inch対応のもの（Sterling, Jackalなど）も使用される．また現行のステントとバルーンはrapid exchangeシステムであり，通常は200 cmのガイドワイヤーで対応可能である．

　現在われわれは，CHIKAI 200 cmを使用することが多い．しかし誘導が困難な場合はマイクロカテーテルを挿入して入れ替えることとなる．この場合，300 cmのロングワイヤーを用いるか，CHIKAI 0.014 inchの200 cmにエクステンションワイヤーを接続して入れ替えを行っている．屈曲が強い通過困難な病変では，ワイヤーをリシェイプして病変通過を試みたり，デバイスの追従性を上げるため，シャフト剛性が高いガイドワイヤー（AguruやChevalierなど）を使用する場合もある（**表1**）．ガイドワイヤーはそれぞれの素材や形状，先端柔軟長，トルク性能，追従性能などで操作性が規定される．代表的な素材の違いでは，CHIKAIはステンレススチール，Transendはチタン合金，Synchroはナイチノール，Silverspeed, GT Wireはプラチナなどである．

表1　0.014 inch ガイドワイヤー

製品名	長さ(cm)
CHIKAI，CHIKAI black	200
	300
Transend EX	182
Transend EX　ソフトチップ，フロッピー，プラチナ	205
Transend 014　300　ES，フロッピー	300
Synchro²　ソフト，スタンダード	200
NEWROUTE　14	190
GT Wire　リシェイプ　45°	180
Silverspeed 14	175
	200
Aguru　Floppy, Support	180
	300
Aguru　Ultra, Pierce	180
Chevalier　14　Floppy	235
Chevalier　14　Tapered　3, 15, 30	190
Chevalier　14　Universal　190	
Chevalier　14　Universal　300	300

EXTENSION の構造（図5）

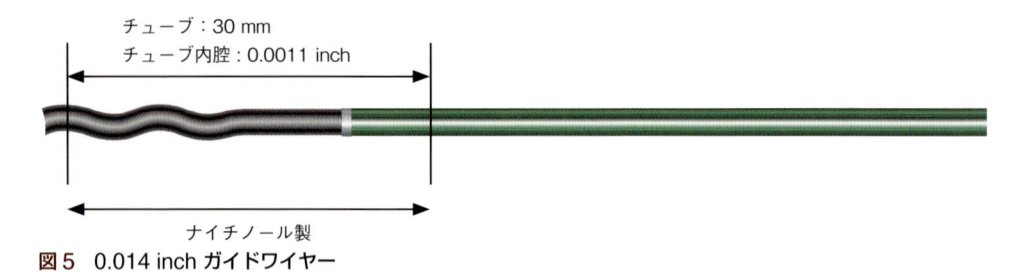

図5　0.014 inch ガイドワイヤー

チューブ：30 mm
チューブ内腔：0.0011 inch
ナイチノール製

基本原理

チューブ内は凹凸があり，チューブ内にガイドワイヤー後端を押し込むことによって，凹凸が抵抗を生み，抜けなくなる．

使用方法（図6）

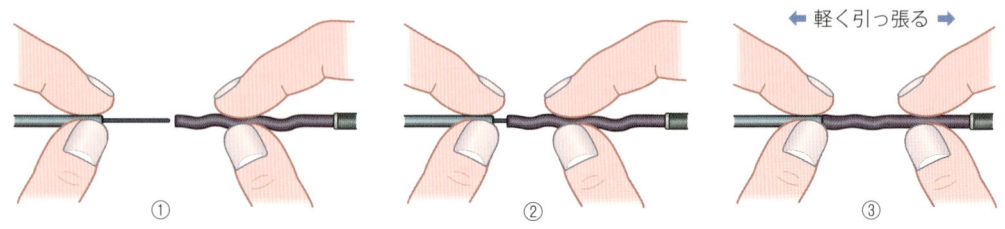

← 軽く引っ張る →

図6　使用方法
① ガイドワイヤーの後端とEXTENSIONの先端部を持って
② ガイドワイヤーの後端をEXTENSIONの先端チューブ内に挿入し，ガイドワイヤー後端の銀色の部分が見えなくなるまでしっかりと押し込む
③ 最後にガイドワイヤーとEXTENSIONを軽く引っ張り，抜けないかどうかを確認する

エクステンションワイヤーはCHIKAI 200 cmにのみ対応しているため，他の0.014 inchのガイドワイヤーには接続できない．ただし，Filterwireの回収時に付属のキャプチャーシースで回収困難な場合は，エクステンションワイヤーを用いて，より口径の広いカテーテルに入れ替えることが可能である．また，Trevo ProVueにも接続可能である．

入れ替え法の注意点

マイクロカテーテルとガイドワイヤーで狭窄病変を通過した場合は，300 cmのガイドワイヤーに変更するか，CHIKAIの場合はEXTENSIONを用いて，バルーンカテーテルに交換する．

1）マイクロカテーテル抜去

術者は透視画面でガイドワイヤー先端の位置を確認しながらマイクロカテーテルの抜去作業を行う．まずはマイクロカテーテルとガイドワイヤーはまっすぐに伸ばし，右手はガイドワイヤーを押さえて固定し，左手でマイクロカテーテルのハブを持って

抜去する．1ストロークごとに，左手の親指と人差し指でガイドワイヤーを，中指，薬指，小指でマイクロカテーテルのハブをつかみながら，右手をガイドワイヤーから離し，右手で遠位のガイドワイヤーを保持し，右手は動かさず，左手でマイクロカテーテルのハブを持って抜去していく（図7）．

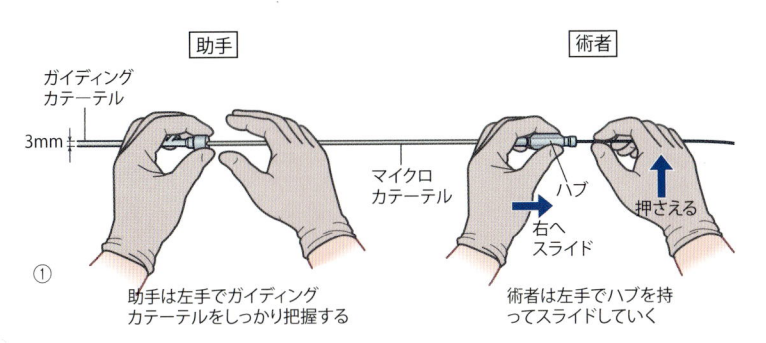

① 助手がガイディングカテーテル手元部でマイクロカテーテル先端が抜けたときにすぐにワイヤーを保持できるように待機している状態．術者は，右手でガイドワイヤーを押さえて固定し，左手でマイクロカテーテルのハブを持って右へスライドしていく．

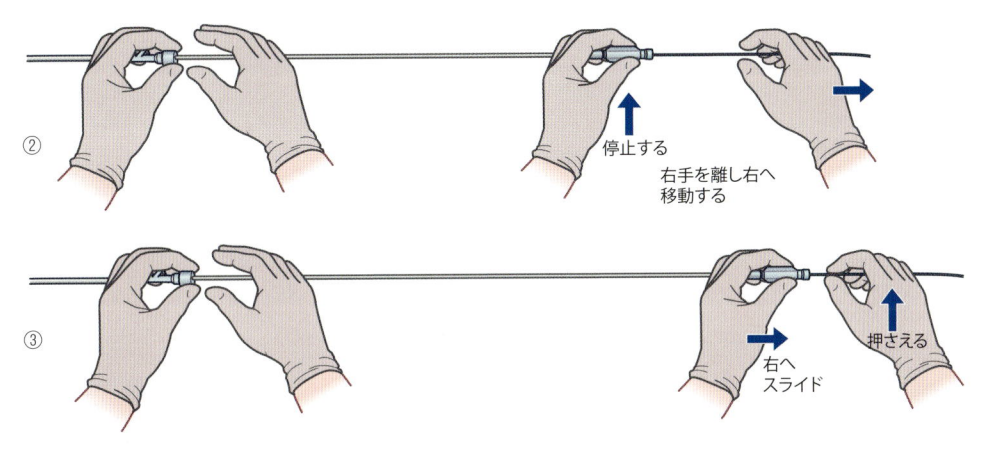

②③ 右手でガイドワイヤーを押さえて固定し，左手でマイクロカテーテルのハブを持って右へスライドする．

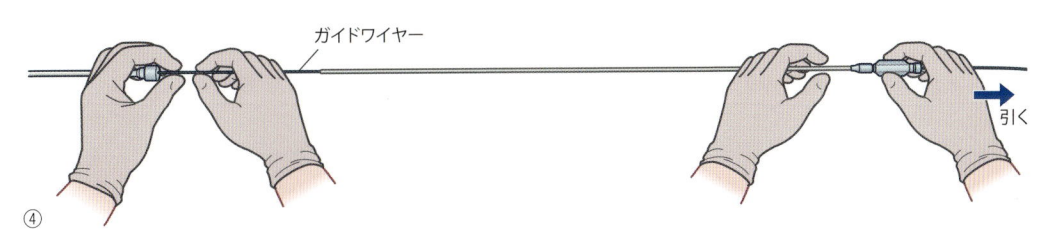

④ 助手はマイクロカテーテル先端が抜けたらすぐに両手でガイドワイヤーをしっかり保持する．術者は抵抗がなければ右手でマイクロカテーテルを抜去する．

図7 マイクロカテーテル抜去

2）ガイドワイヤーの浸潤

バルーンカテーテルを挿入する前に，十分に濡らしたガーゼでガイドワイヤーについた血液を除去し，浸潤させる．ガイドワイヤーの移動を防ぐために，助手がガイディングカテーテル手元部でガイドワイヤーを両手で確保し，術者自身が右手でガイドワイヤーを保持し，左手で遠位から近位に浸潤するようにしている（図9）．

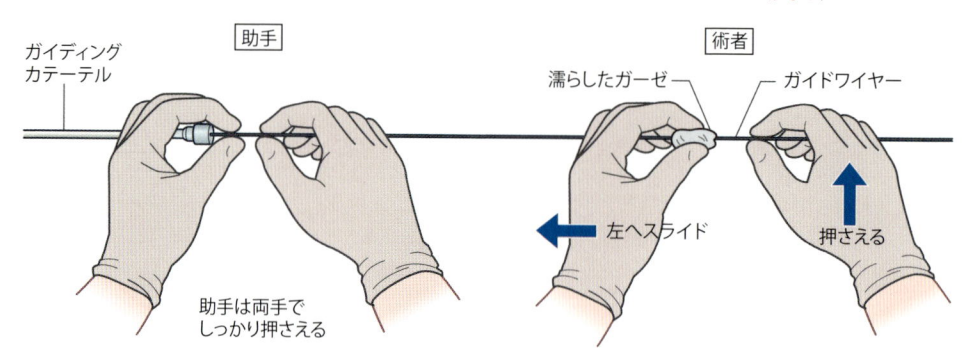

図8　ガイドワイヤーの潤滑法

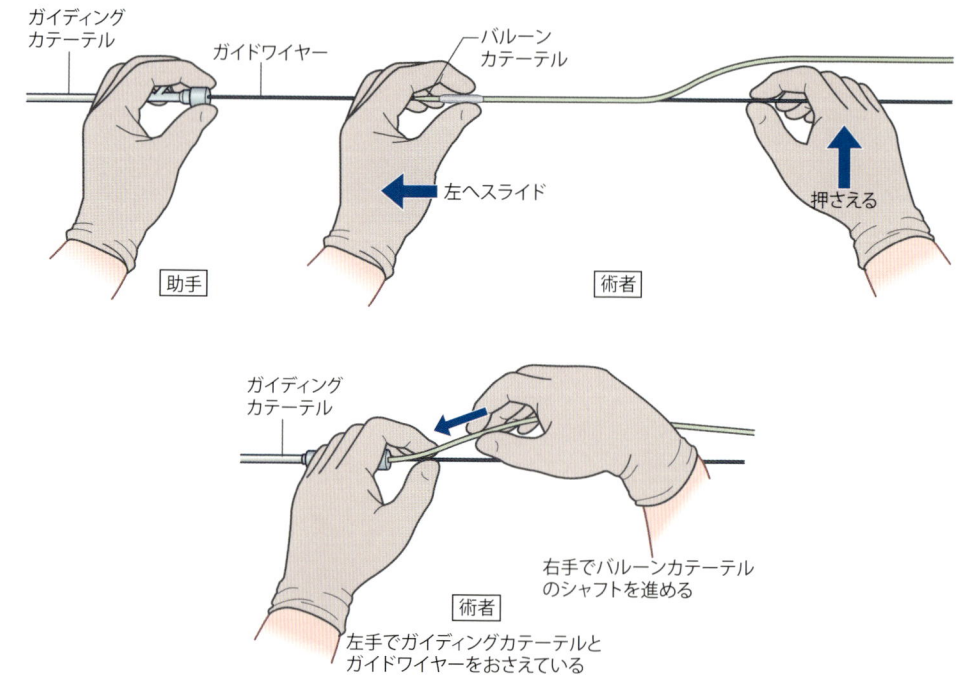

3）バルーンカテーテル挿入

続いてバルーンカテーテルを挿入する．

バルーンカテーテルは基本的にはモノレールのものを使用するため，モノレールの部分が術者の手元に来るまで，助手はワイヤー先端が進まないようガイドワイヤーを押さえ，モノレールをガイディングカテーテルの入り口まで進める．

図9　バルーンカテーテル挿入

そこまでできたら，術者はガイディングカテーテル手元部でガイドワイヤーを左手の親指と人差し指でつまみ，右手でバルーンカテーテルのシャフトを持って挿入していく（図9）．

4）バルーンカテーテルの抜去

　バルーンカテーテルを右手でつかみ抜去していく．ワイヤー挿入部が左手の親指と人差し指に当たったら，その部を左手でつかみ，右手でガイドワイヤーを保持して左手を右にスライドさせて，バルーンの先端部を抜去する（図10）．

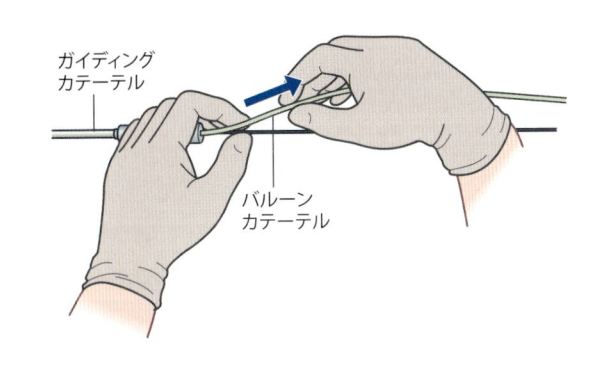

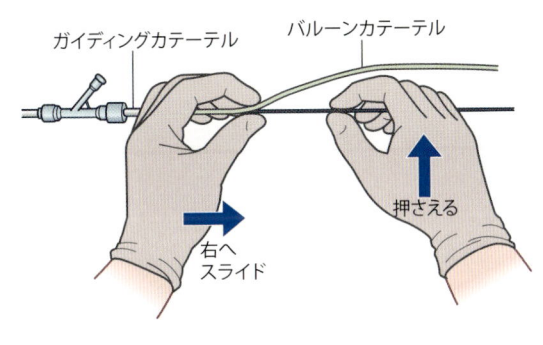

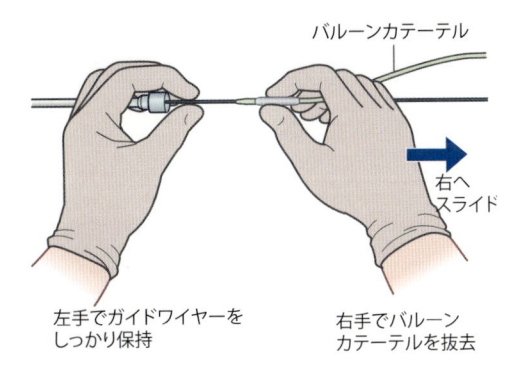

図10　バルーンカテーテル抜去

（内田和孝）

Ⅰ 頚動脈ステントにおけるトラブル

Case3 狭窄が拡張しない

症 例

① 現病歴

70歳代男性．症候性左内頚動脈(ICA)狭窄症にて受診．石灰化が強いが，高齢のため頚動脈ステント留置術(CAS)目的に入院となった．

② 術前検査と評価

● DSA，3D-DSA，CT

血管造影(**図1**)，3Dアンギオグラフィー(**図2**)，単純CT(**図3**)にて，左ICA高度狭窄症(NASCET 90%，第3頚椎レベル，高度石灰化病変)が認められる．

本人の希望によりCASを行うこととなった．

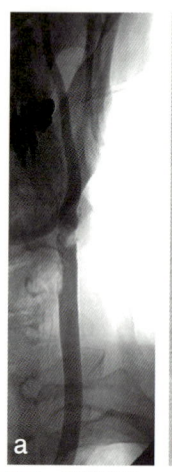

図1 血管造影
a：正面像，b：側面像

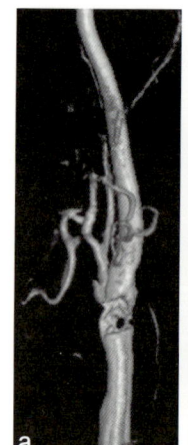

図2 3D-DSA
a：正面像，b：側面像

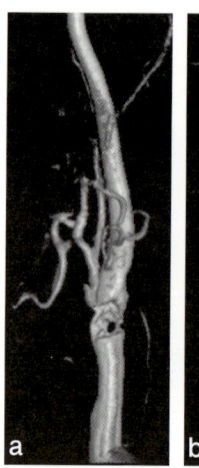

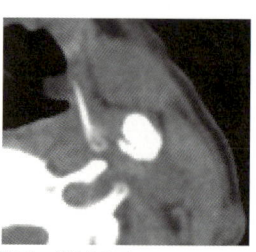

図3 単純CT

③ 血管内治療

　左大腿動脈から Shuttle 7 Fr を左総頚動脈（CCA）に留置し，ヘパリン 3,000 単位を投与した．血管造影検査を行い，狭窄の状態を確認した．PercuSurge（GuardWire Plus）による distal protection 施行下に，バルーンを狭窄部に誘導し，アトロピン硫酸塩を静注した．GuardWire Plus の balloon を拡張し，IC occlusion となったことを確認後，狭窄部を 8 気圧/30 秒で拡張した．

使用したデバイス
シース：Shuttle 7 Fr
プロテクションデバイス：PercuSurge（GuardWire Plus）
前拡張用バルーン：SAVVY 4 mm × 2 cm
ステント：SMART 10 mm × 2 cm
吸引カテーテル：Thrombuster catheter

トラブル発生！

　nominal pressure で拡張を行ったが，直後の造影で再度，高度狭窄を認めた（図4，図5）．

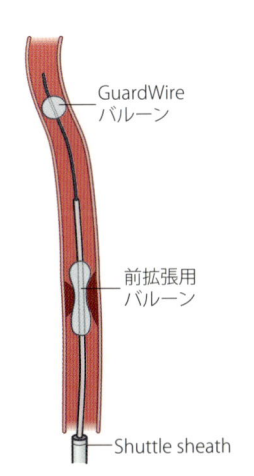

図4　前拡張時正面像の模式図

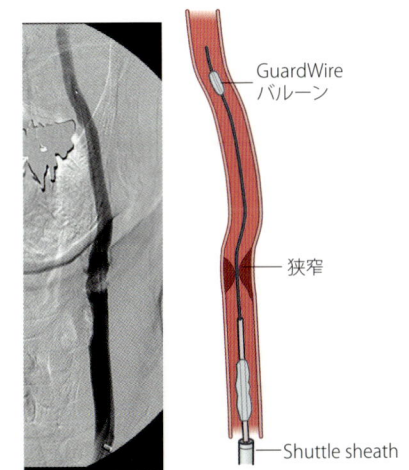

図5　拡張直後の正面像と模式図
GuardWire バルーンは ICA 遠位に位置している

あなたなら どうする？

トラブルシューティング法

1. バルーンの拡張圧を上げる

RBP まで圧を上げ，long inflation（2 分間）を行う．デバイスの変更が不要なのでまず試みるべき方法であり，これだけで拡張が得られることが少なくない．

2. バルーンのサイズを上げる

バルーンのサイズを 4mm から 5 mm あるいは 6 mm に上げて拡張する．

ただし，サイズの上昇によって解離を生じる可能性があるため，ステントがすぐに使用できるよう準備しておくことが重要である．

3. ステントを挿入して後拡張する

elastic recoil に対してはこの方法が最も有効とされる．ステントの拡張力を使って少し広げ，後拡張を行う方法である．

ただし，前拡張が不十分のままステントを留置すると，ステントシステムの先端が抜けなくなることがあるので注意を要する．

●石灰化病変の術前評価と適応

石灰化病変の診断には頚動脈超音波法での高輝度所見と音響陰影，CT もしくは造影 CT での高吸収像（非造影 CT：>130HU，造影 CT：>420HU）が有用となる．

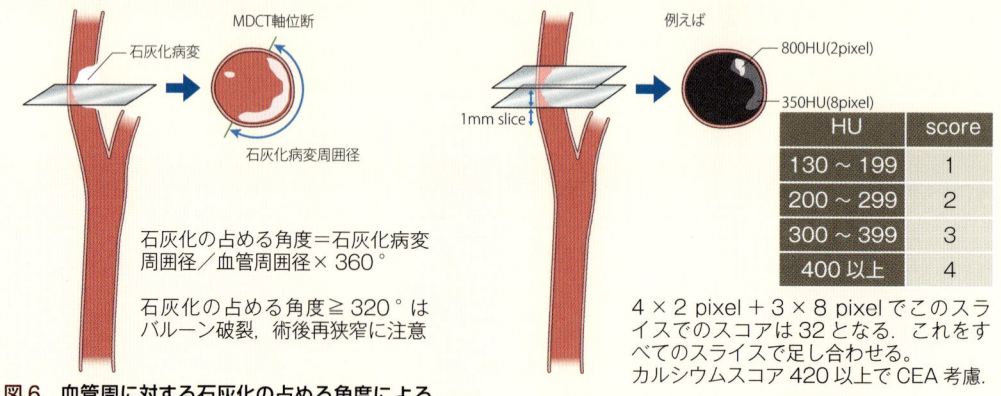

石灰化の占める角度＝石灰化病変周囲径／血管周囲径×360°

石灰化の占める角度≧320°はバルーン破裂，術後再狭窄に注意

HU	score
130〜199	1
200〜299	2
300〜399	3
400 以上	4

4×2 pixel ＋ 3×8 pixel でこのスライスでのスコアは 32 となる．これをすべてのスライスで足し合わせる．
カルシウムスコア 420 以上で CEA 考慮．

図 6　血管周に対する石灰化の占める角度による石灰化病変の評価

図 7　Calcium score を用いた石灰化病変の評価

- Tsutsumi ら[1] は MDCT を用い，最狭窄部における血管周に対する石灰化の占める角度と石灰化プラークの容積を調べ，CAS 後の残存狭窄率との関係を考察している．全病変で狭窄部の拡張（残存狭窄率≦30 %）が得られたが，石灰化の占める角度は残存狭窄率と有意に相関するとし，血管周囲に 320°の石灰化を認めた 1 例で前拡張時におけるバルーンの破裂を経験している．プラーク容積と残存狭窄率に有意な相関は認めていない（図 6）．
- 彼らは石灰化 18 病変において，ステント拡張の機序について考察している[2]．全例術

直後の血管造影では残存狭窄（＞30％）を認めなかったが，術後3か月後のMDCTにて，プラークの分裂を17病変に確認しており，プラークの分裂を認めた病変では十分な狭窄部の拡張（残存狭窄率≦30％）が得られたとしている．プラークの分裂が確認できず，割れ目のみを認めた1病変（321°）では6か月後フォローの血管造影で著明な再狭窄（50％以上）を認めたと報告している（図6）．

- Katanoら[3]はMDCTを用い，140の石灰化病変をAgatston calcium score＊を用いてhighly-calcified plaque（calcium score≧420）とlow-calcified plaque（calcium score＜420）に分類し，石灰化病変での最適な外科治療適応について検討している．高度石灰化例では十分なステント拡張（残存狭窄率≦25％）が困難とし，CEAが推奨されるとしている（図7）．

一方，石灰化病変におけるバルーン拡張時には頸動脈洞反射が起きやすいため，リスクの高い症例には全身麻酔も考慮すべきである．術直後に有意な残存狭窄が認められなくても，再狭窄を来す症例がある[4]ため，フォローアップが重要となる．今後の展望として，プラークの分裂が術中に起きるのであれば，術中CT-like imageにて追加拡張の適否が判断できる可能性がある．

＊）Agatston calcium score
　もともとは冠動脈の石灰化をCTで評価するために作成されたスコア．石灰化した血管壁のdensityをHounsfield unitsで計測し，各スライスごとのスコアを加算する（図7）．

４ 治療手技と経過

　前拡張後，ステント（SMART 10×20 mm）を挿入しようとしたが，困難であった．このためバルーンのサイズを6 mmまで上げ，2分間拡張したのちステントシステムの挿入を試みると，狭窄部を通過できた．PercuSurgeによる閉塞下にステントを留置すると，50％狭窄程度までしか拡張が得られなかった．また，吸引カテーテル（Thrombuster）を挿入しようとしたところ，ステントのストラットにひっかかり挿入困難であった．頸部の回旋でも通過できず用手的な圧迫によりなんとか通過させることができた．血液吸引（20 mL×3回）を行ったがデブリスは認めなかった．血管造影にて50％の残存狭窄を認めたが，本症例ではこれ以上の拡張は困難と判断し，手技を終了した．

５ 術後経過

　術後数日間の昇圧を要した．狭窄は残存したが，その後，神経学的合併症を認めず，経過は良好であった．

さらに極める！ バルーンカテーテルを知る

● バルーンカテーテルの概要

　頭蓋外で使用するバルーンカテーテルとしては頚動脈や椎骨動脈(VA)起始部に使用する 0.014，0.018 ガイドワイヤー対応のバルーンカテーテルと，鎖骨下動脈などに使用する 0.035 ガイドワイヤー対応のバルーンカテーテルがある．カテーテルの構造は Rapid exchange type と Over-The-Wire type の 2 種類が存在し(図8)，バルーンは semi-compliant balloon となっている．CAS 時に使用する頻度の高い Rapid exchange type，0.014，0.018 ガイドワイヤー対応のバルーンカテーテルの仕様についてまとめた(表1)．頭蓋内バルーンカテーテルについては「さらに極める！ 頭蓋内動脈用バルーンを知る」の項目(p.138)を参照されたい．

表1　主な頚動脈バルーン

製品名 (メーカー名)	カテーテル有効長(cm)	バルーン外径(mm)	バルーン全長(cm)	適合ガイドワイヤー	適合シース/ガイディングカテーテル	拡張圧(atm) nominal pressure	拡張圧(atm) rated burst pressure
Sterling (Boston Scientific)	135	3〜7 0.5 mm 刻み	2, 3, 4	0.014〜0.018	4 Fr/6 Fr 7 mm/6 cm 8 mm/6 cm のみ 5Fr/7Fr	6	14 径 8 mm のみ 12
		3〜7 1 mm 刻み	6				
		8	2, 3, 4, 6				
Coyote NC (Boston Scientific)	143	2, 2.5, 3, 4	2, 3	0.014	4 Fr/5 Fr 5 mm/2 cm のみ 4Fr/6Fr	12	20 5 mm/2 cm のみ 18
		5	2				
Jackal RX (KANEKA)	155	2, 2.5	2, 4, 8	0.018	4 Fr/6 Fr	8	14 径 8 mm, 9 mm は 12
		3〜6 0.5 mm 刻み	2, 3, 4		4 Fr/6 Fr 6 mm/8 cm のみ 5Fr/7Fr		
		3〜6 1 mm 刻み	8		径 7 mm, 8 mm は 5 Fr/7 Fr 径 9 mm は 6 Fr/8 Fr		
		7〜9 1 mm 刻み	2, 4				
Aviator Plus (Cordis)	142	4〜6 0.5 mm 刻み	2, 3	0.014	4 Fr/6 Fr	10	14
		4〜6 1 mm 刻み	4				

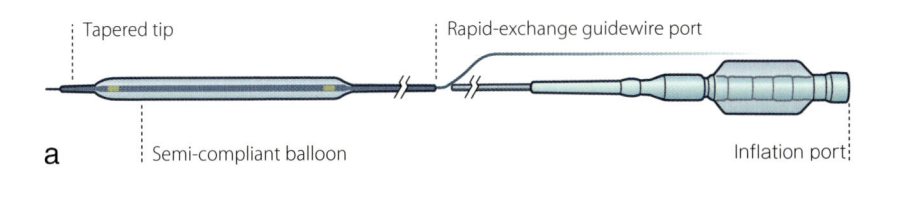

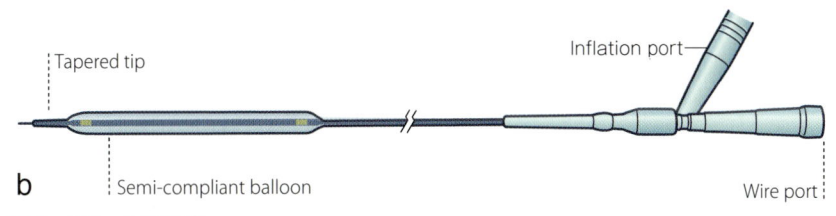

図8 バルーンの構造
a：Rapid exchange type，b：Over-The-Wire type

頚動脈ステント留置時のバルーンカテーテルの役割

前拡張の目的はステントシステム（6 Fr：2 mm）を通過させるために内腔を確保することであり，血管を完全に拡張させる必要はない．ただし，石灰化病変ではデバイスの挿入，抜去困難を避けるため，十分な前拡張が必要である．また，前拡張時のバルーンの長さでステント留置範囲を計測することができる．後拡張は残存狭窄を拡張し，ステントを血管に密着させるために行う．

偽閉塞病変などで遠位塞栓防止デバイスが病変部を通過できない際は前前拡張を行うこともあるが，この場合もデバイスを通過させることが目的であるため，過度の拡張は行わない．

バルーンの準備法

空気塞栓を防ぐため，inflation port に三方活栓を接続し，20 mL のロック付きシリンジにて3回ドライアスピレーションを行う．もしくは，三方活栓の一方に希釈造影剤（造影剤：ヘパリン化生理食塩水 =1：1 透視下の拡張の確認を容易にするため，やや造影剤濃度を濃くする場合も多い）を 3 mL ほど入れたシリンジを装着し，もう一方の活栓から 10 秒程度吸引を行う．活栓を希釈造影剤側に倒し，インフレーションルーメンを希釈造影剤で満たす．次に付属のフラッシュツールに 2.5 mL のロック付きシリンジを付け，ヘパリン化生理食塩水でバルーンカテーテル先端部をフラッシュする．ドライアスピレーションを行うことを忘れ，バルーンデバイスを挿入後に気づいた場合，もしくは加圧デバイスにて加圧してもバルーンの拡張が透視下に確認できなかった場合にはドライアスピレーションを挿入下に行い，再度加圧し，透視化にバルーンの拡張を確認する．インフレーターを操作しても圧が上がらない場合はバルーンが破損している可能性を考える．圧が上昇しているにもかかわらず，拡張が透視下に確認できない場合には，いったん吸引し，希釈造影剤の濃度を上げる必要がある．

バルーンカテーテルのサイズ選択と手技[1]

　国内で承認されているプロテクションデバイス（FilterWire，GuardWire，Angioguard，Spider）はいずれも 0.014 inch 対応であり，段差を考慮し 0.014 対応のバルーンカテーテルの使用が望ましい．

　前拡張バルーン径は，ステントシステムの通過に必要な径を確保するために 3.0 mm もしくは 3.5 mm を選ぶことが多い．前拡張バルーン長は使用が予想されるステント長と同じもの，すなわち狭窄近位部から遠位部を十分にカバーできるものを選ぶ．後拡張バルーン径は血管造影や IVUS などの情報を利用し，病変の遠位 ICA 径の 80 ～ 100% 程度のものを選ぶ．後拡張バルーン長は再狭窄部を拡張できる長さを選ぶ．

　バルーン拡張時は頚動脈洞反射（徐脈，低血圧）に備え，連続血圧測定を行う．前拡張は通常 nominal 圧で 15 ～ 30 秒間行う．後拡張も通常 nominal 圧で 15 ～ 30 秒とする．ただし，頚動脈洞反射を認めた場合はすぐに deflation を行う（hit & away）．

バルーンカテーテル拡張による合併症

　バルーンカテーテル拡張時には頚動脈洞反射が起こることがあり[5]，アトロピン硫酸塩，昇圧剤の準備が必要となる．偏心性病変，石灰化病変や頚動脈分岐部近くの病変では頚動脈洞反射が起こる可能性が高く，バルーン拡張前にあらかじめアトロピン硫酸塩を静注する．また，バルーン拡張時にはプラークシフトやプラークラプチャーが生じ，遠位塞栓を起こしうる．合併症を少なくするためには，過度の拡張を避けること，拡張回数を最小限にすること，ケースによっては 30 ～ 40% の残存狭窄は許容すること，など[6]がある．最近，後拡張を省略することで，バルーン拡張時のデブリスの発生を抑え，遠位塞栓性合併症を減少させる試みについて，良好な成績が報告された[7]．

文献

1) Tsutsumi M, et al.: AJNR Am J Neuroradiol 2008; **29**: 1590-1593.
2) Tsutsumi M, et al.: Neuroradiology 2010; **52**: 831-836.
3) Katano H, et al.: J Stroke Cerebrovasc Dis 2014; **23**: 148-154.
4) Bates ER, et al.: J Am Coll Cardiol 2007; **49**: 126-170.
5) Lavoie P, et al.: AJNR Am J Neuroradiol 2008; **29**: 1942-1947.
6) Maynar M, et al.: AJNR Am J Neuroradiol 2007; **28**: 1378-1383.
7) Ogata A, et al.: J Neurointerv Surg 2014; **6**: 517-520.

（立林洸太朗）

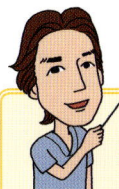

Dr. 吉村のワンポイントアドバイス

合併症ゼロを目指したCAS

さてここでは，CASの合併症をゼロにしたい方に，「患者さんに有利な治療法を選ぶ」という方法を知っていただきたいと思います．「この本でCASのことを勉強したいのにどうして？」と思われるかもしれません．しかし現時点ではこれこそがCASの治療成績を上げるカギと考えています．

すべての病変をCASで治療する人がいます．ある程度のリスクを受け入れるのであればそれも間違いではないでしょう．クリニカルエビデンスについてもどれを重要視するかで見解が変わりますし，施設や上司の方針もあると思います．それに，そもそもどちらか一つの治療法しかできないといった状況もあり得ます．

ただし，どちらかの方法が明らかに有利な場合もあります．例えば，大量ソフトプラーク病変や高度石灰化病変がそれに当たります．以前，ほぼ全例にCASを適応していた頃，これら2つの病変ではCASの治療成績が不良だったのです．

最近でも，学会で高度石灰化病変にCASを敢行してトラブルになったケースを見かけます．高度石灰化例では血管壁まで石灰化しているのでCEAも大変である，というのがCAS選択の理由でしたが，私がこれまで経験したCEAではそのようなことは一度もなく，トラブルもありませんでした．石灰化はCTで容易に診断できますので，全周性，あるいはそれに近い病変にはCEAをお勧めしたいと思います．

さて問題はソフトプラークです．GuardWireで末梢を止めて治療したところ眼虚血を生じたり，術中は問題なくCASを終えて病棟に戻った患者さんがまもなく麻痺を来して，あわててアンギオを行った経験もあります．結果，ステント内には何もなくて対処法がない，といったことがほとんどで，当時はどうしたらこういった合併症を減らせるのか，わかりませんでした．おそらくCEAでよくみるドロドロとした流動性プラークが原因なのだろうと考えてはいましたが，それを予知する方法がなかったのです．

しかしプラーク診断が状況を変えました．血管内超音波はCASの直前にしか施行できませんが，MRIやエコーであれば術前に施行できます．自身の経験ではTOF-MRAにおける高信号病変ではCAS後の虚血イベントが有意に多かったため，CEAを適応するようにしたところ，術後の末梢塞栓は激減し，頚動脈狭窄症全体の治療成績が向上しました．

現在のステントでは目の細かいものを選んでも流動性プラークの逸脱を抑えることはできません．したがってプラークに応じて有利な治療法を選ぶことで，合併症のない安全な治療が可能となります．ただし将来は，非常に細かなメッシュのカバードステントが導入され，ソフトプラークにも安全にCASができるようになると予想しています．

Case4　Ⅰ 頚動脈ステントにおけるトラブル
ステントが移動してしまった

症例

① 現病歴

　　80歳代男性．左片麻痺を来して入院となり，MRIで右内頚動脈（ICA）狭窄症による多発性脳梗塞と診断された．治療としてCASを予定した．

② 術前検査と評価

●術前脳血管造影（図1）

　　狭窄率はNASCET 69%であり，比較的長い病変であった．

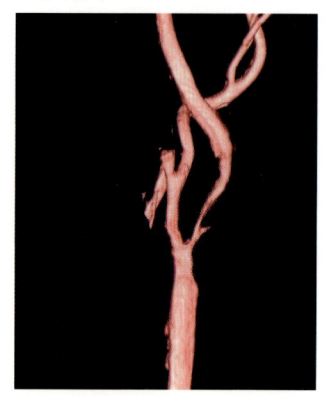

図1　術前脳血管造影

●頚動脈超音波検査（図2）

　　プラークはほとんど等輝度であったが，ICA分岐部に低輝度な領域を認めた．PSV（最大血流速度）＞170 cm/秒であった．

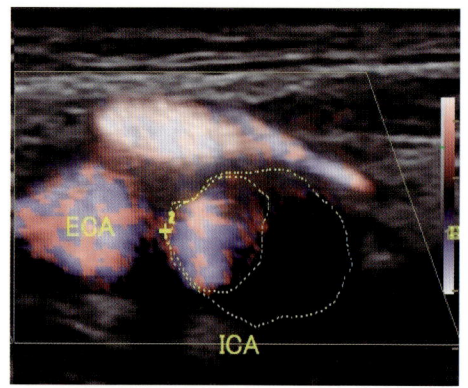

図2　頚動脈超音波検査

3 血管内治療

　プロポフォール麻酔下に，右大腿動脈穿刺にてガイディングカテーテル（8 Fr FUBUKI）を右総頸動脈（CCA）に留置した（図3）．GuardWire を lesion cross したのち，バルーンを拡張し，血管内超音波検査（IVUS）にてプラークの観察を行った．バルーン（Jackal 3.0 × 40 mm）にて前拡張後，ステント留置（Carotid Wallstent 10 × 24 mm）を行ったが，先端チップがステントストラットに引っかかり回収困難となった（図4）．このため，ガイディングカテーテルをデリバリーシースのところまで挿入したところ先端チップが回収できた．

> 使用したデバイス
> ガイディングカテーテル：8 Fr FUBUKI
> プロテクションデバイス：Carotid GuardWire PS
> 前拡張バルーン：Jackal 3.0 × 40 mm
> ステント：Carotid Wallstent 10 × 24 mm

トラブル発生！

　上記の操作後に造影を行うと，ステントが近位に移動していた（図5）．

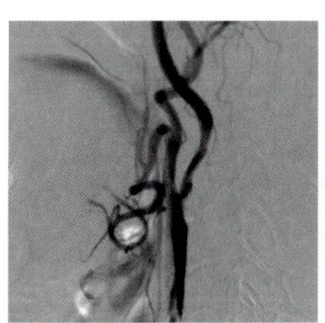

図3　左総頸動脈DSA
ガイディングカテーテルを留置したところ．

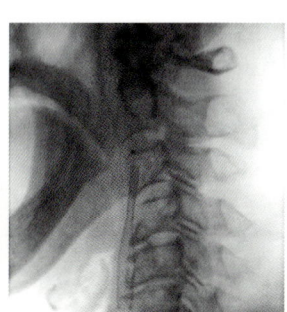

図4　左総頸動脈DSA
ステントの先端チップが引っかかっている．

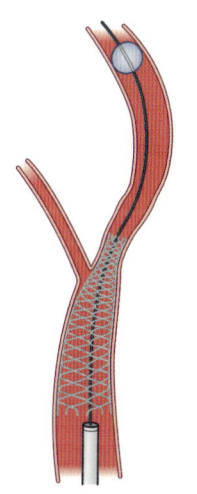

図5　ステントが近位に移動してしまった

あなたなら　どうする？

トラブルシューティング法

❶ ステントと各デバイスの状態，位置を確認する（図6）

　ステントが狭窄病変をカバーしているかどうか，目標位置からどの程度移動したかを確認する．Wallstent は手元のリポジショニングマーカーを越えていなければリシースが可能であるが，完全に展開された場合には当然再収納できない．また PRECISE や PROTÉGÉ などのオープンセルタイプはそもそもリシース自体が不可能である．

　次にガイディングカテーテルやプロテクションデバイスの位置がトラブル発生前と変化していないかを確認する．デバイスの移動などでプロテクションデバイスやワイヤーが抜けてしまった場合には再度，真腔を確保する必要がある．

①プロテクションデバイス
バルーンやフィルターの位置を確認する．内頚動脈に解離がないか注意する

②ステント
目標位置からどの程度移動したか，ステントは病変をカバーできているか確認する

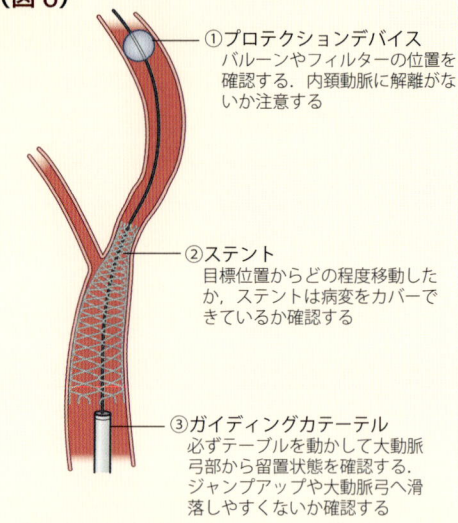

③ガイディングカテーテル
必ずテーブルを動かして大動脈弓部から留置状態を確認する．ジャンプアップや大動脈弓へ滑落しやすくないか確認する

図6　Check point

❷ 後拡張を行う（図7）

　狭窄がステントでカバーされている場合，狭窄が残存していると，Wallstent はさらに血管径の大きい CCA 側へ移動しやすい（図7）．その場合，ステントの後拡張を行うことで安定することがある．ただし拡張によってさらに近位に移動をする可能性もあり，それを考慮してステントの追加を先に行う場合もある．後拡張が完了したら，DSA でステントの位置を評価し，IVUS と合わせて血管解離やプラーク突出の有無について評価する．

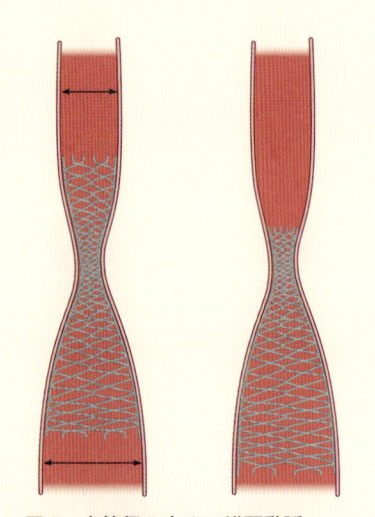

図7　血管径の大きい総頚動脈へのステントの移動

❸ 追加処置を行う（図8）

　最初のステントで狭窄部位をカバーできていない場合には，ステントの追加が必要となる．その場合，ステント同士を十分に重ねて（オーバーラップして）留置する必要がある．余裕をもってステントを展開しないとショートニングによってオーバーラップできなかったり，術中にはオーバーラップしていてもその後にステント同士が外れることがあるので慎重に留置位置を決めなければならない（図8）．追加のステントは移動のないオープンセルタイプのステントが望ましいが，ソフトプラーク例には Wallstent の追加もあり得る．

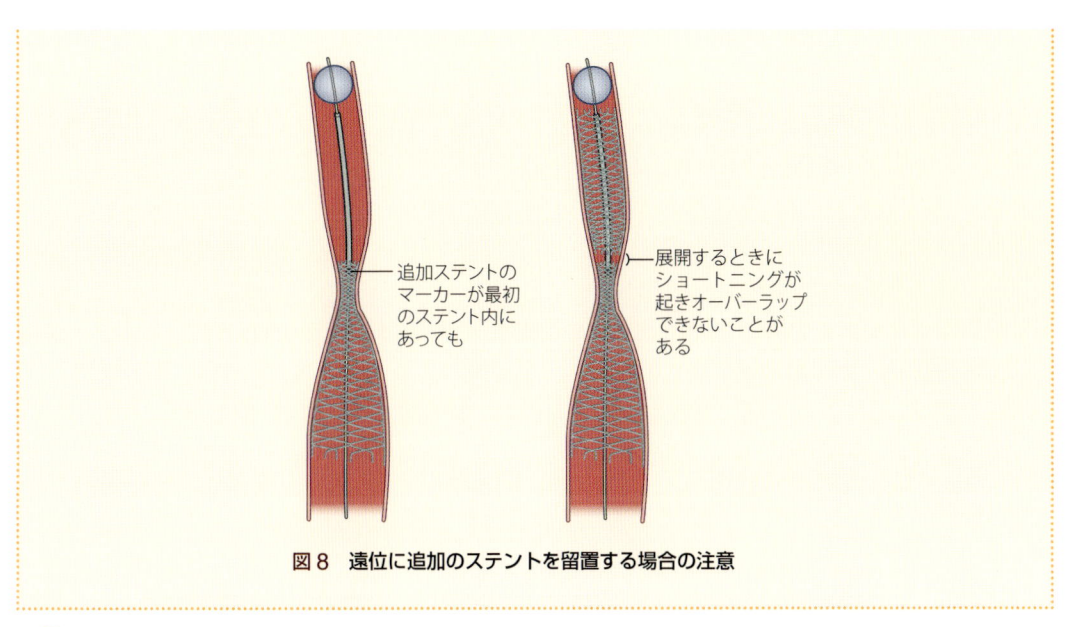

図8　遠位に追加のステントを留置する場合の注意

（追加ステントのマーカーが最初のステント内にあっても）
（展開するときにショートニングが起きオーバーラップできないことがある）

4 実際の治療手技と経過

　移動したステントにバルーン（Jackal 4.5 × 30 mm）で後拡張を行い（図9），20 mL × 5回吸引を行ったところ白色デブリスが回収された．バルーンをデフレートした後に造影を行うと，ステントは予定位置より2 cmほど近位に移動していた．IVUSでステントの遠位にプラークの残存を確認したため，ステントを追加することとした．ステントのさらなる移動を止めるためオープンセルステント（PRECISE 8 × 30 mm）を選択した．Carotid GuardWireのバルーンをインフレートし，ステントをオーバーラップさせながら慎重に留置し，バルーン（Jackal 4.5 × 30 mm）で後拡張を行った．血液の吸引（20 mL × 3回）後に造影したところ，ステントは1 cm程度オーバーラップしていた．IVUSにてステントが病変をカバーしており，プラークの逸脱もないことを確認した．DSAで末梢塞栓のないことを確認し，手術を終了した（図10）．

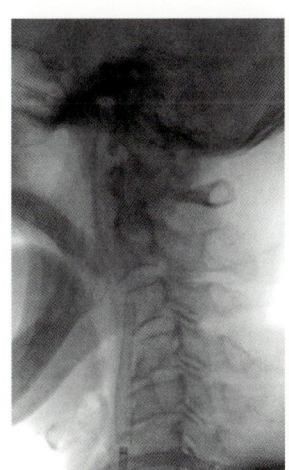

図9　ステント追加後 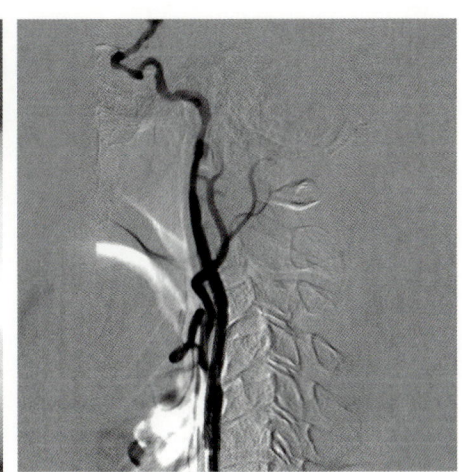　　図10　治療後のDSA

I　頚動脈ステントにおけるトラブル

使用したデバイス
後拡張バルーン：Jackal 4.5 × 30 mm
ステント：PRECISE 8 × 30 mm
IVUS：Volcano Visions PV.014

●ステントが移動するとき
①ステントを留置する際にガイディングカテーテルにたわみがあると，ステントが遠位にジャンプアップすることがある．
②ICA，CCA の径に大きな差があったり，屈曲があって十分末梢までステントを留置しにくい症例に Wallstent を使用する場合，留置直後や術後急性期にステントの移動を認める場合がある（**表 1**）[1)]

表 1　Carotid Wallstent の直径と長さの変化

全開時直径 (mm)	全開時長さ (mm)	留置時直径 (mm)	留置時長さ (mm)	留置時直径 (mm)	留置時長さ (mm)
6	22	5	30	4	36
8	21	7	30	6	36
	29	7	40	6	48
10	24	9	30	8	36
	31	9	40	8	49

危機を脱出するワザ

①真腔の確保

　ステントが移動してしまった場合，その後の処置を行いやすくするために，留置したステントを含め，ICA の真腔を確保しておくことが最も重要である．本症例では，GuardWire は手技が終了するまで絶対に抜かないようにした．カテーテルが抜け落ちてしまった場合には，デバイスにこだわらず，操作しやすいワイヤーなどですぐに真腔を捉える．ワイヤーを進める場合には，透視で正面・側面の両方で確実にステント腔を通過していることを確認するとよい．プロテクションデバイスが必要となる場合には，真腔を確保したワイヤーを残したまま，もう 1 本横から挿入するか，挿入してあるワイヤーに沿って 4Fr カテーテルを進め，その内腔を通して GuardWire などを留置する方法もある．

未然に防ぐコツ

ステントが移動しやすい時を知る．
①大動脈弓から CCA に強い屈曲や蛇行があるとガイディングカテーテルにたわみができやすく，留置時にステントが遠位にジャンプアップすることがある．ステント留置

前にガイディングカテーテルのたわみを取っておくことが重要である.
②ICAとCCAの口径差が大きい場合や,病変の遠位に屈曲がある症例にWallstentを使用する場合に,留置直後にステントの移動を認める場合がある[1]. したがって,このような場合にはオープンセルステントを選択すべきである.

さらに極める！ 頸動脈用ステントを知る

現在,日本国内で頸動脈用に承認されているステントはPRECISE, Carotid Wallstent, PROTÉGÉの3種類である.すべて自己拡張型ステントである(表2, 3).

表2 頸動脈用ステントのサイズとデリバリーシステム

ステント	ステント形状	ステント径(mm)	ステント長(mm)	標的血管径(mm)	適合ケース(内径, Fr)
PRECISE	ストレート	6	20	4〜5	5
			30		
		7	30	5〜6	
			40		
		8	30	6〜7	
			40		
		9	30	7〜8	6
			40		
		10	30	8〜9	
			40		
Carotid Wallstent	ストレート	6	22	4〜5	5
		8	21	6〜7	
			29		
		10	24	8〜9	6
			31		
PROTÉGÉ	ストレート	8	40	6.7〜7.5	6
			60		
		9	40	7.5〜8.5	
			60		
		10	40	7.5〜8.5	
			60		
	テーパード	8〜6	30	(6.5〜7.5)〜(4.5〜5.5)	
			40		
		10〜7	30	(8.5〜9.5)〜(5.5〜6.5)	
			40		

表3 頚動脈用ステントの特徴

ステント	素材	セルデザイン	血管壁への追従性	shortening	リシース
PRECISE	ニチノール	open cell	良	小	不能
Carotid Wallstent	コバルトクロム合金	closed cell	不良	大	可能
PROTÉGÉ	ニチノール	open cell	良	小	不能

ニチノール：ニッケルチタニウム合金，shortening：留置時に血管径に反比例してステント長が短縮すること

① PRECISE（Cordis）：ニッケルチタニウム合金（ニチノール）製のオープンセルタイプステントである．ステント径は6，7，8，9，10 mmと5種類で，長さ20，30，40 mmである．

② Carotid Wallstent（Boston Scientific）：コバルト・クロム合金のコア部分にエックス線不透過性のタンタルを埋植したクローズドセルタイプステントである．ステント径は6，8，10 mmの3種類で，全開時の長さは21〜31 mmであるが，血管径に反比例してステント長が変化する（表1）．

③ PROTÉGÉ（Covidien）：ニッケルチタニウム合金（ニチノール）製のオープンセルタイプ自己拡張型ステントであり，ストレートステントとテーパードステントの2種類がある．ストレートタイプのステント径は8，9，10 mmの3種類で長さ40，60 mmであり，テーパードタイプのステント径は8〜6，10〜7 mmの2種類で長さ30，40 mmである．

・PRECISEやPROTÉGÉなどのオープンセルタイプは血管壁への追従性に優れるため屈曲病変に適しているが，セルサイズが大きいことと radial force が大きいことから不安定プラークへの使用には注意が必要である．
・Carotid Wallstent はクローズドセルタイプでセルサイズが小さく radial force も小さいことからプラーク突出のリスクは低くなるが，直線化を起こしやすく，ステントの密着に劣るため，屈曲病変には適さないとされる．また留置に際して最もステント長が短縮しやすくポジショニングには注意を要する．

● 文献

1) A case of carotid artery stenting with stent migration into the common carotid artery due to shortening of the stent using Carotid Wallstent. JNET 2012; 5, 183-187.

（桧山永得）

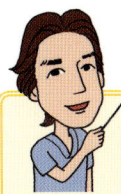

Dr.吉村のワンポイントアドバイス

ステントの選択について

　どのようなステントを選択するか？
　これについても施設や医師によって大きな違いがあるようです．すべてクローズドセル，すべてオープンセルという施設もあるでしょう．それぞれある程度の治療成績は出ます．ステント間での治療成績が大きく違うとする決定的なデータはないのですから，当然のことかもしれません．
　しかし，私たちは病変に応じてステントを選択しています．この2つのタイプは性質が大きく違うのですから，少しでも治療成績が向上するようにうまく使い分けたいのです．
　一般的な使い分けは，屈曲病変にはオープンセル，ソフトプラークにはクローズドセルを使うというものです．私たちもこのような選択をしています．実際，クローズドセルの方が術後のMRI拡散強調画像における高信号病変が少ないとする報告もあります[1]．しかし，屈曲していてソフトプラークだったらどうするか？これはどちらを優先するかによります．
　これ以外にも長さも選択の基準になります．長い病変を一つのステントでカバーしたいときにはPROTÉGÉの60mmを選択したり，逆に内頚動脈だけに短いステントを留置したいときにはPRICISEの20mmを選択したりします．
　金属アレルギーを有する患者においては，ステントの素材を気にすることもあります．例えばニッケルの重度アレルギーがある場合には，それを含まないコバルト合金のWallstentを留置します．ただし，金属アレルギーについては，冠動脈領域で留置後に発熱を認めたり，再狭窄が多いとの報告はあるものの，重度のアレルギーが起きることは稀のようです．
　現在はこのようにシンプルな選択ですが，今後はやや複雑になってきそうです．というのも，ハイブリッド型ステントや2枚重ねのステント，さらにはカバードステントなどが開発されているからです．これらのどれが従来のステントに優位性を示し，導入されていくのか？期待をもって見守りたいと思います．

● 文献

1) Schnaudigel S, et al.: Stroke 2008

Case5　Ⅰ 頸動脈ステントにおけるトラブル
術中，フィルターが閉塞した

症例

1 現病歴

　70歳代男性．食事後に突然の左片麻痺を認め，近医にて右内頸動脈狭窄症を指摘された．症候性高度狭窄病変であったため頸動脈内膜剝離術（CEA）を勧められたが，本人が拒否したため，経過観察となった．しかし1か月後に意識消失発作を起こしたことを契機に，治療に前向きとなり，血管内治療を希望して当院を受診した．

2 術前診断と評価

●頸動脈 MRI（プラークイメージ）と脳血管造影（DSA と 3D-DSA）（図1, 2）

　右内頸動脈（ICA）プラークは MRI T1 強調画像および time-of-flight 法（TOF）にて高信号であり，ソフトプラークと診断した．

　脳血管造影検査では，NASCET 95% の狭窄であった．

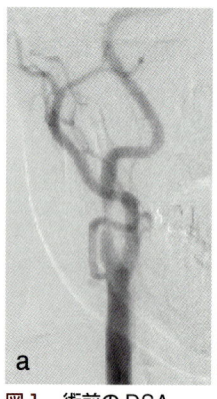

図1　術前の DSA
a：正面像，b：側面像

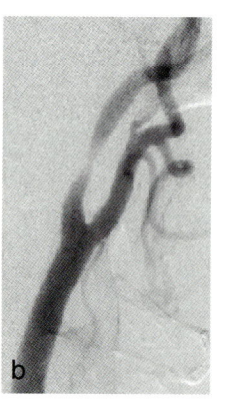

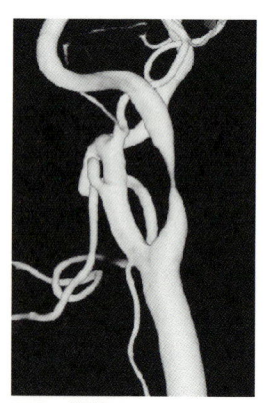

図2　術前の 3D-DSA

3 血管内治療

　右大腿動脈穿刺にて 9 Fr ロングシースを挿入し，9 Fr MO.MA ultra（以下，MO.MA）を右外頸動脈（ECA）および総頸動脈（CCA）に誘導した（図3a）．FilterWire EZ を ICA 遠位で展開した．血管内エコー（IVUS）を行い，遠位の直径は 5.5 mm，最狭窄部は 2 mm 未満であった．MO.MA のバルーンを拡張させ，proximal protection を行った後に，前拡張としてバルーン（Coyote 3.5 × 40 mm）にて 6 気圧 30 秒間拡張した．次いで病変をすべてカバーするように Wallstent 10 × 31 mm を留置した．後拡張としてバルーン（Aviator 5.0 × 20 mm）にて 8 気圧 10 秒の拡張を行った．

血管造影では良好な血管拡張を認めたが(図3b)，確認のIVUSを行ったところ，プラークがステント内に突出していたため，後拡張に用いたバルーンで再拡張(12気圧)を行った(図3c).

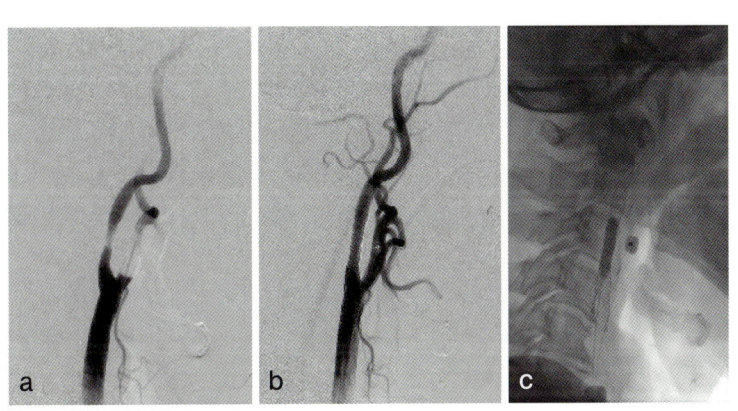

図3 術前のDSA

使用したデバイス
ガイディングカテーテル：MO.MA ultra
遠位プロテクションデバイス：FilterWire EZ
前拡張バルーンカテーテル：Coyote 3.5 × 40 mm
ステント：Carotid Wallstent 10 × 31 mm
後拡張バルーンカテーテル：Aviator 5.0 × 20 mm

トラブル発生！

患者が不穏になったため，すぐに確認造影を行うと，ICAが閉塞していた(図4).

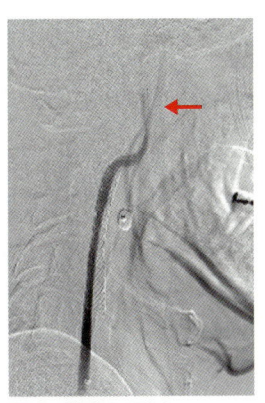

図4 術中のDSA

あなたなら　どうする？

I　頸動脈ステントにおけるトラブル　53

トラブルシューティング法

　フィルターデバイスを使用しているとき，血流が停滞する no flow 現象，もしくは血流が遅滞する slow flow 現象が起こることがある．

　これにはいくつかの原因がある．①デブリスが多量に発生し，フィルターが目詰まりしたとき，②フィルター付近に血管攣縮を起こしたとき，③ステント留置後のアコーディオン現象，である．No flow，slow flow 現象が起きた場合には以下の手順で対応する．

a. フィルターデバイスのみで治療している場合には，閉塞したフィルターよりも近位に存在する浮遊血栓（デブリス）が末梢に流れるのを予防するため吸引カテーテルを挿入し，フィルターの直近から吸引する．

b. proximal protection 法を併用している場合には，CCA(ECA)のバルーンを拡張し，ガイディングカテーテルから用手的に血液を吸引し，フィルター内と近位血管内に浮遊するデブリスを回収する．

c. 上記の方法で，血管内のデブリスを吸引した後に，ガイディングカテーテルから持続的に血液を吸引しながらフィルターを回収する．

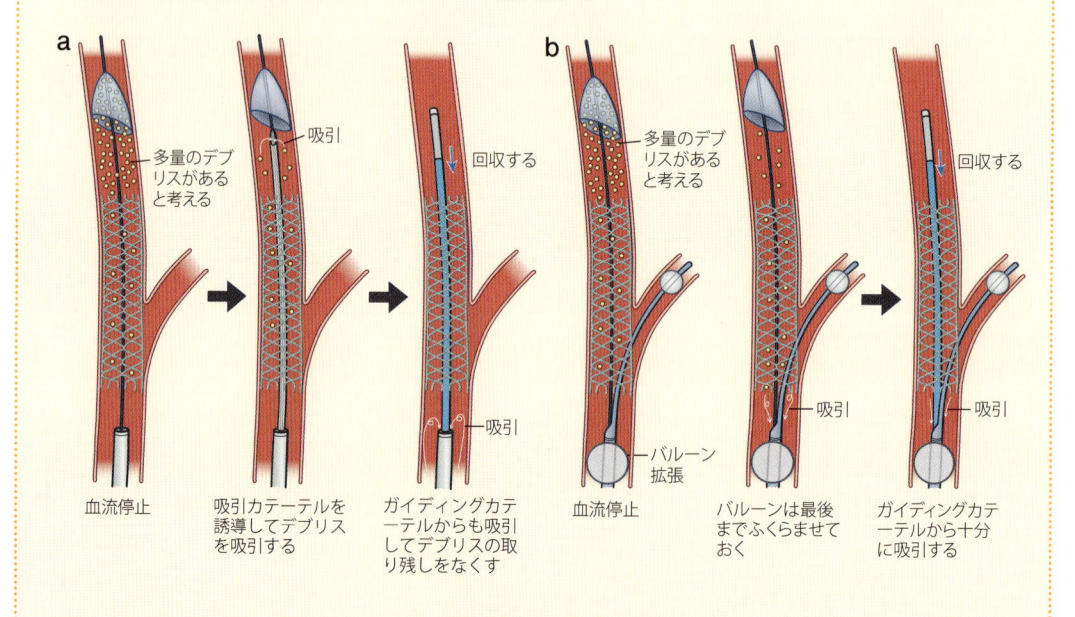

　以上の操作は基本的にどのような状態でも必要であるが，no flow/slow flow により患者が虚血症状を呈している場合には，きわめて迅速に行う必要がある．

4 実際の治療手技と経過

　本症例では no flow による虚血症状を呈しておらず，しかも proximal protection 法を併用していたため，すぐに MO.MA の近位および遠位バルーンを拡張した．次にガイディングカテーテルから血液の吸引を行ったところ大量のデブリスが吸引できた（図5）．その後，デブリスが回収できなくなるまで吸引を繰り返し（約 80 mL），血

液を吸引しつつフィルターを回収後(図6)，MO.MAのバルーンを解除した．確認造影を行うと内頸動脈は完全に開通しており，頭蓋内血管の描出も良好で，末梢塞栓を認めなかった(図7)．

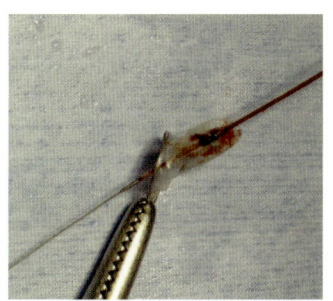

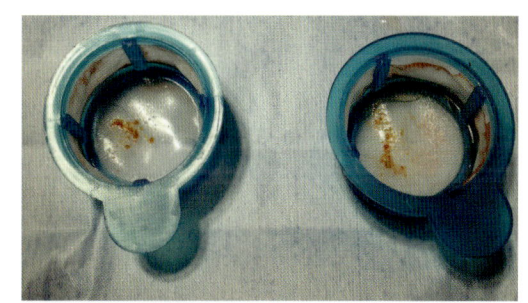

図5　フィルター内のデブリス

図6　回収した血液内のデブリス

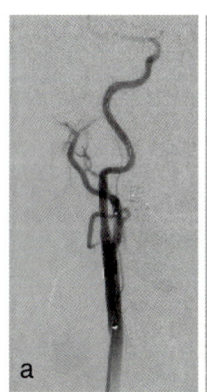

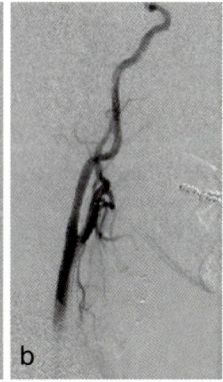

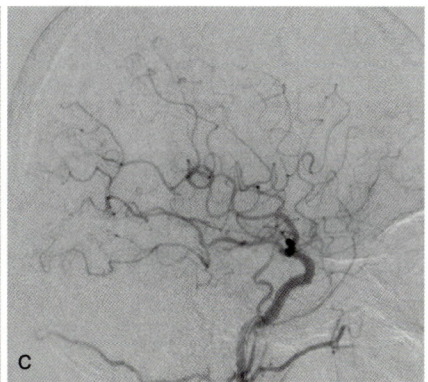

図7　術後の頸動脈DSA
a：総頸動脈造影(正面像)，b：総頸動脈造影(側面像)，c：総頸動脈造影(側面像)

5 術後経過

術後のMRI拡散強調画像では多発性脳梗塞を認めたが(図8)，神経学的には無症候であり，独歩退院となった．

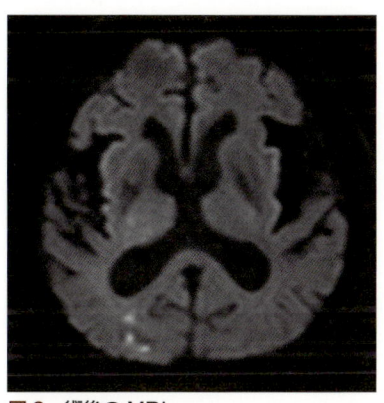

図8　術後のMRI

(白川　学)

さらに極める！ 吸引カテーテルを知る

吸引カテーテルを使用するケース

①バルーンプロテクション使用時
　吸引カテーテルをバルーン直下まで誘導し，通常，40〜60 mL 程度血液を吸引する．
②フィルターデバイス使用時で no flow，slow flow が起きた場合
　通常 60 mL の血液吸引を目安とし，デブリスが回収できなくなるまで吸引を行う．
③フィルターデバイス使用時で，フィルター回収時にデブリスの絞り出しが予想される場合
　デブリスが大量の場合，DSA でフィルター直下に陰影欠損が確認されることがある．通常 60 mL の血液吸引を目安とし，デブリスが残存する場合はフィルターを完全にキャプチャーシースに入れない．回収せず，MO.MA のバルーンを拡張して吸引しつつ回収するといった工夫を行う．

吸引カテーテルの構造と付属品

　吸引カテーテルは内径の小さいワイヤールーメンと内径の大きいアスピレーションルーメンが同軸についたモノレール構造となっている．理想的な吸引カテーテルとは高い吸引性，優れたデリバリー性能，高い抗 kink 性を併せ持った吸引カテーテルである．現在使用できる吸引カテーテルのなかで最も内腔の広いカテーテルは 6 Fr，7 Fr ともに Thrombuster Ⅲ GR であるが，各社のデバイスの性能も良好である．吸引カテーテルの一般的な構造と付属品について図示し，主な吸引カテーテルの仕様をまとめた（図9，表1）．

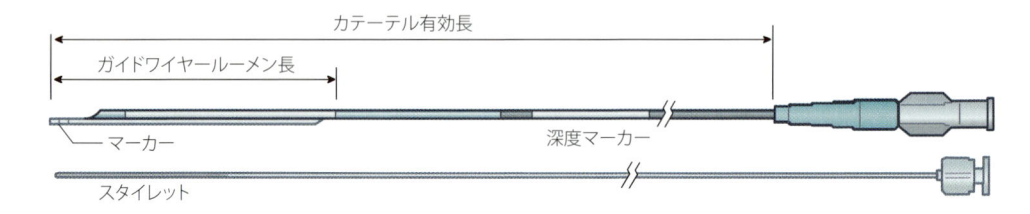

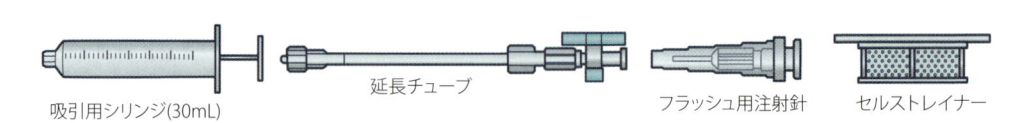

図9　吸引カテーテルの一般的な構造と付属品

表1 主な吸引カテーテルのまとめ

製品名 (メーカー名)	適合ガイディングカテーテルサイズ	シャフト部 外径(Fr)	シャフト部 内径(mm)	ワイヤールーメン部 外径(mm)	ワイヤールーメン部 長さ(mm)	シャフト有効長(mm)	深度マーカー	親水性コーティング長(mm)
Thrombuster III (KANEKA)	6 Fr	4.05	SL1.00 /GR1.16	1.7	120	1,400	2個	300
	7 Fr	4.65	SL1.25 /GR1.36	1.9	120	1,400	2個	300
Eliminate3 (TERUMO)	6 Fr	4.2	1.1	1.7	short20 /long230	1,400	1個	400
	7 Fr	4.8	1.3	1.96	short20 /long230	1,400	1個	400
Export Advance/ Export (Medtronic)	6 Fr	4.11	1.1	1.7	200	1,400	2個	380
	7 Fr	5	1.3	1.9	95	1,500	なし	300
ASPREY plus (Cordis)	6 Fr	4.1	-	1.6	100	1,350	2個	900
	7 Fr	4.7	-	1.71	100	1,350	2個	900
Rebirth Pro2 (Goodman)	6 Fr	4.14	1.11	1.62	220	1,360	2個	-
	7 Fr	4.74	1.25	1.9	220	1,360	2個	-

注1) Thrombuster III SLはスタイレット(コアワイヤー)なし，Thrombuster III GRはスタイレット(コアワイヤー)あり．他はすべてスタイレットあり．
注2) ガードワイヤー・プロテクションシステムには，上記Export AdvanceもしくはExport 7 Frが同梱されている．
注3) まとめ内の横線はメーカー側の記載なし．

吸引カテーテル回収時の注意

　吸引カテーテルは吸引口の径が大きく，ステントと干渉して挿入困難となることが多い．そのような場合には，まず吸引カテーテルに軽くトルクをかけながら前後させてみる．それでも挿入できない場合には，Case 6で示すような手順で挿入を試みる．また他のデバイスとガイディングカテーテルやYコネクター内でも干渉することがあり，注意を要する．

（立林洸太朗）

Case6 I 頸動脈ステントにおけるトラブル
デバイスがステントと干渉して挿入できない

症例

1 現病歴

70歳代男性．無症候性右内頸動脈(ICA)狭窄症にて当院に紹介された．抗血小板薬2剤(アスピリン，クロピドグレル)を投与されている．右ICA狭窄に対し，CAS目的に入院となった．

2 前検査と評価

● DSA

狭窄はNASCET 92%で第2・3頸椎レベルに位置していた．MRIプラークイメージにてTOFでは高信号を呈さずT1でも筋組織と等信号であった．(図1，図2)

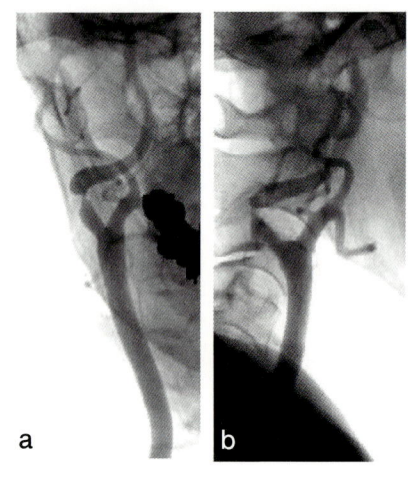

図1　DSA所見
a：正面像，b：側面像

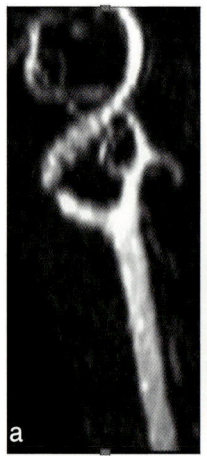

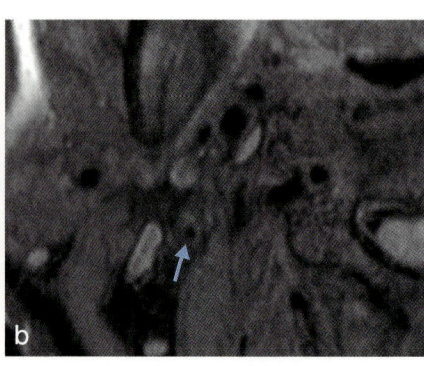

図2　MRI所見
a：TOF，b：T1強調画像
（矢印はICA狭窄部）

3 血管内治療

右大腿動脈を穿刺し，9 Fr long sheath を留置した．4 Fr カテーテル挿入後，Long wire（Amplatz Super Stiff GW 300 cm）を用いて MO.MA ultra（以下，MO.MA）に入れ替えを行った．MO.MA でプロテクションをしつつ，フィルター型デバイス（FilterWire EZ）を内頚動脈遠位に誘導した．血管内超音波検査（IVUS）を施行し，バルーン（Sterling 4 × 30 mm）にて前拡張（6 気圧，15 秒）を行い，ステント（PRECISE 8 × 40 mm）を留置し，後拡張用バルーン（Sterling 5 × 20 mm）を誘導しようとした．

使用したデバイス
シース：9 Fr long sheath
ガイディングカテーテル：MO.MA ultra
エクスチェンジガイドワイヤー：Amplatz Super Stiff GW 300 cm
distal protection デバイス：FilterWire EZ
前拡張用バルーン：Sterling 4 × 30 mm
後拡張用バルーン：Sterling 5 × 20 mm
ステント：PRECISE 8 × 40 mm

トラブル発生！

後拡張用バルーンがステントに引っかかり，屈曲した狭窄部に誘導できない（図3）．

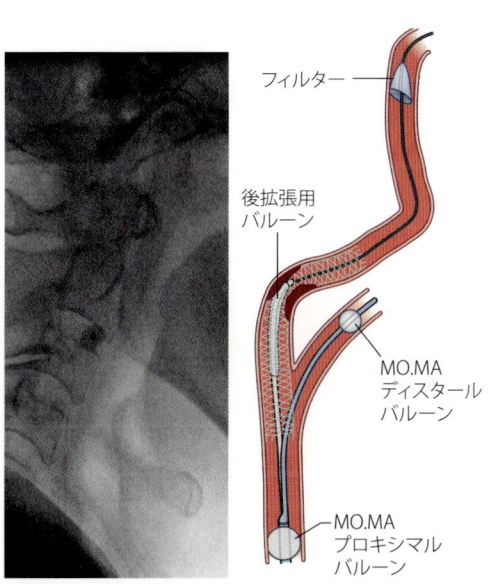

図3 トラブル発生時の術中透視画像と模式図（側面像）

あなたなら どうする？

トラブルシューティング法

❶ 頚部回旋

頚部を病変の対側に回旋させて，血管の走行を直線化させることで挿入が可能になることが多い．同側への回旋が有効な場合もある．新たなデバイスの使用を必要とせず最も安全であるため，まず試みるべき方法である．

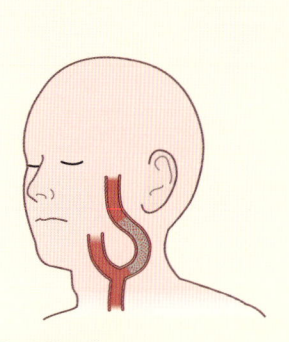

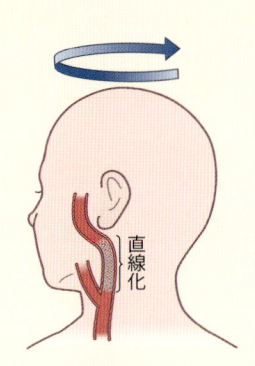

① 頚部回旋

❷ buddy wire 法

buddy wire 法にて血管の走行を直線化させる．ワイヤー挿入時にステントストラットと干渉することが多いため，ワイヤーの先端は J shape とするのが望ましい．ワイヤーのみで挿入が難しい場合には，マイクロカテーテル内にワイヤーを入れて操作すると lesion cross しやすい．

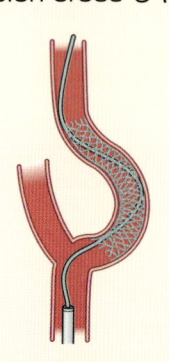

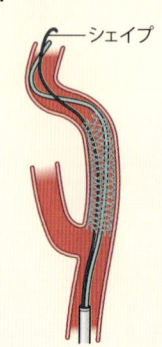

② buddy wire 法

❸ ガイディング位置変更

ガイディングカテーテルの位置を少し下げることで，血管の屈曲が緩和されデバイスの位置変更が可能となることがある．バルーン付きカテーテルを親カテーテルとして使用している場合には，バルーンを縮小させて手前に引き戻すようにする．ただしこの操作でもデバイスが挿入できない場合には，バルーンを拡張したまま，わずかに総頚動脈を牽引することで血管が進展されてデバイスを挿入できるようになることもある（ただし，この操作には血管解離などを来さないようにきわめて慎重に行うべきである）．

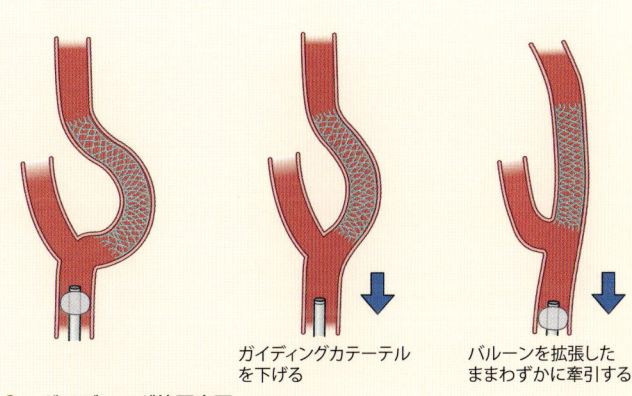

③　ガイディング位置変更

ガイディングカテーテル
を下げる

バルーンを拡張した
ままわずかに牽引する

❹ **用手的圧迫**

　頸動脈の蛇行が強い症例では，以上の方法でも干渉が解除されないことがあり，そのような場合には用手的に頸動脈を圧迫・移動することでデバイスが通過することがある．技術的には容易な方法であるが，末梢塞栓などの懸念があるため，できるだけ proximal protection などの脳保護をした状態で行うようにしている．（ただしこれまでの経験ではこの操作による末梢塞栓は経験していない）．

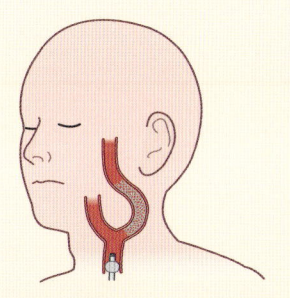

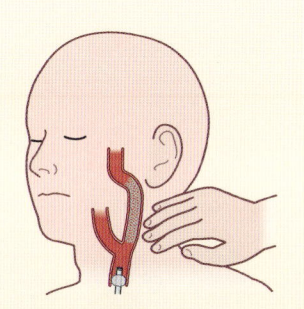

④　用手的圧迫

❹　治療手技と経過

　頸部回旋を加え（**図 4a**），バルーンを lesion cross しようとしたが困難であり，MO.MA の proximal balloon を deflate し，MO.MA をわずかに引き戻して lesion cross を試みたが困難であった．このため MO.MA の近位バルーンを inflate した状態でわずかに牽引すると容易にバルーンカテーテルが挿入可能であった（**図 4b**）．狭窄部に後拡張を行い，血管造影にて末梢塞栓がないことを確認して手術終了とした．

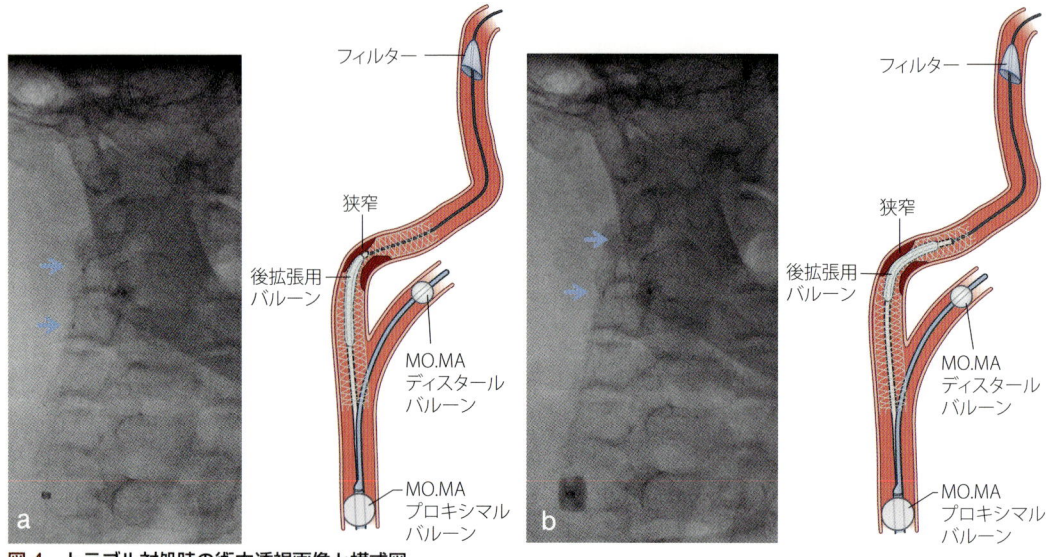

図4　トラブル対処時の術中透視画像と模式図
a：頚部回旋でもバルーンが誘導できない，b：用手圧迫にてバルーンが誘導された

5　術後経過

術後は明らかな合併症を認めず，自宅に退院した（図5）．

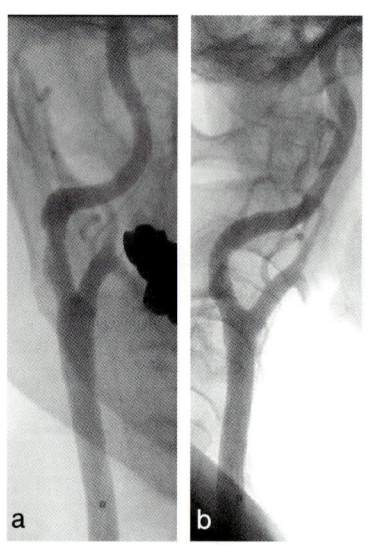

図5　術後の血管造影所見
a：正面像，b：側面像

さらに極める！ プロテクションデバイス(EPD)を知る

　EPD(embolic protection device)の有効性を示したRCTは存在しないが，その有効性は大規模prospective study[1]やmeta-analysis[2,3]で確認されており，国内のCASの現状を示したretrospective studyであるJR-NET2[4]でのEPD使用率は99.6%となっている．CASが内科的加療やCEAに劣らない成績を残すためには，適切なEPDを選択する必要性がある．国内で現在承認されているEPDは5種存在し，distal balloon protection deviceとしてCarotid GuardWire PS(Medtronic)，distal filter protection deviceとしてAngioguard RX(Cordis)，FilterWire EZ(Stryker)，Spider FX(Covidien)，proximal protection deviceとしてMO.MA ultra(Medtronic)などがある．本項では主にdistal protection deviceを中心に解説する．各プロテクション法の模式図と特徴を**表1**にまとめた．

表1　各プロテクション法の模式図と特徴

	distal balloon protection	distal filter protection	proximal protection
模式図	バルーン／ステント	フィルター	MO.MAディスタールバルーン／MO.MAプロキシマルバルーン
利点	手技が簡便 小径・液体プラークも捕捉可能 デバイスプロファイルが小さい 柔軟性に富む	手技が簡便 順行性血流の維持が可能 手技中の造影が可能	デバイスの病変通過時を含め，手技の全過程でプロテクションが可能 小径・液体プラークも捕捉可能 ガイドワイヤーの選択が可能 最も塞栓防止効果が高い
欠点	耐性のない症例には使用困難 手技施行中の造影はできない 病変通過時に塞栓リスクがある 外頚動脈経由で塞栓症が起こりうる	小径・液体プラークは捕捉できない 病変通過時に塞栓リスクがある filter回収時に虚血性合併症が起こりうる	手技が煩雑 耐性のない症例には使用困難 デバイスプロファイルが大きい MO.MAは外頚動脈狭窄・閉塞例は適応外

国内で承認されている distal protection device の仕様について**表 2** にまとめた.

表 2　EPD の仕様

遠位プロテクションデバイス	Carotid GuardWire PS(Medtronic)	Angioguard RX(Cordis)			FilterWire EZ(Stryker)	Spider FX Covidien			
タイプ	distal balloon	distal filter							
適合血管径 (mm)	3～6(nominal)	3.5〜4.5	4.5〜5.5	5.5〜6.5	3.5〜5.5	3.1〜4	4.1〜5	4.5〜6	5.5〜7
filter 径 (mm)	-	5	6	7	One size	4	5	6	7
バスケット長 (mm)	-	5.5			10	15			
ポアサイズ (μm)	-	100			110	50〜300（文献間で相違）			
balloon/filter 素材	エラストマー	ポリウレタン膜			ポリウレタン膜	ナイチノールワイヤー			
filter 形状	-	同心円状			偏心円状	偏心円状			
balloon	compliant balloon	-			-	-			
適合内径 (Fr)	2.8	3.2〜3.9（文献間で相違）			3.2	3.2			
ワイヤー長 (cm)	200/300	180			190/300	190			
ワイヤー径 (inch)	0.014	0.014			0.014	先進部 monorail lumen に通常の 0.014/0.018 inch ワイヤーを通す			

　理想的な EPD は，①操作性と通過性に優れ，②十分なデブリス捕捉能と脳血流維持能を持つものである．操作性に関しては Spider FX はガイドワイヤーに沿わせて挿入する構造となっている．また通過性に関しては，GuardWire が 2.8 Fr と最も細い．filter 使用中の血流維持のためには 100〜150 μm のポアサイズが必要であるが，ポアサイズより小さな塞栓子（＜100 μm）は通り抜けることとなり，脳小動脈（平均 12〜16 μm 径）の塞栓リスクおよび高次脳機能障害の原因となりうる [5]〜[7]．また，filter のバスケット長が大きいほどデブリスの回収量も増えると考えられる．フィルター形状が同心円状の方が血管への密着性に優れるとの報告がある [8]．一方 distal balloon は虚血耐性の問題があり，閉塞試験にて耐性がない症例には鎮静などが必要となる．またバルーン拡張中に確実に血管が遮断されているか否かの確認も重要である．その際，外頚動脈からの側副路を確認することで，このルートを介する塞栓症のリスクを評価できる可能性がある．またバルーンの deflation 前の吸引操作は重要である．血管径が小さいほど血管壁とバルーンの隙間に残るデブリスは増加する傾向にあること

に留意する[9].

国内で承認されている遠位プロテクションデバイス（distal protection device）の承認の根拠となった臨床試験と市販後調査を**表3**に示す.

表3 遠位プロテクションデバイスの承認の根拠となった大規模臨床試験＊と市販後調査

プロテクションデバイス	臨床試験	症例数	ステント	同側脳卒中発生率
Carotid GuardWire PS	MAVErIC Ⅰ/Ⅱ＊[10]	99/399（計498）	Exponent	4.0%／3.3% (3.4%)
Angioguard XP	SAPPHIRE＊[11]	167	Precise	3%
Angioguard XP	CASES-PMS[12]	1,493	Precise	3.1%
Angioguard XP	J-CASES PMS	656	Precise	6%
Filterwire EZ	BEACH＊[13]	480	Wallstent	4.5%
Filterwire EZ	CABANA[14]	1,025	Wallstent	2.9%
Filterwire EZ	J-CABANA	112	Wallstent	1.0%
Spider FX	CREATE＊[15]	419	PROTÉGÉ	3.8%
Spider FX	CREATE-PMS		登録中	
Spider FX	ESPER-CAS		登録中	

ここではプロテクションデバイスの効果を最も反映すると考えられる同側脳卒中発生率について記載した．患者背景や留置ステントが異なるため，この結果でそれぞれのデバイスについて直接比較することはできないことに留意する．

一方，各種デバイスを比較した大規模臨床試験ではプロテクション法やデバイスによる治療予後の差異は見出されていないものが多く[16〜19]，いまだ優位性の証明されたデバイスはない．ただし，Angioguardに関してはJ-CASES PMS，IDEALCASTの結果より現在ほとんど使用されなくなっている．

- Miyachiらは国内でのCASの治療成績を，承認前に主にballoon protectionで施行された第1期，承認直後に主にAngioguardによるfilter protectionで施行された第2期，および複数デバイスによるtailored CASが施行された第3期で比較し，第3期の周術期合併症が少なかったと報告している[20]．
- Ikoらはバルーン型デバイスとフィルター型デバイス使用後のMR上の虚血巣を検討し，フィルター型で発生率が少なかったと報告している[21]．
- 日本で実施されたIDEALCAST（prospective study）にてAngioguardの使用が有害事象と関連があったと報告している[22]．
- Takayamaらは各種EPDとMR上での虚血巣の発生率を比較し，FilterWire EZ群が他のEPDと比較し虚血巣の発生率が低いと報告している[23]．

適切なEPDの選択には様々な患者側因子（解剖学的特徴やプラーク診断等）の他に，術者がプロテクション法の特徴や各デバイスの情報に精通することが必要となる．最近，近位プロテクションデバイスであるMO.MA ultraの有効性がいくつかのRCTにて確認されはじめている．この項と併せて『MO.MA ultraを知る』の項を参考にされたい．

参考文献

1) Werner N, *et al.*: *Am J Cardiol*, 2015；**115**：360-366.
2) Garg N, *et al.*: *J Endovasc Ther*　2009;**16**:412-427.
3) Kastrup A, *et al.*: *Stroke*　2006;**37**:2312-2316.
4) Egashira Y, *et al.*: *Neurol Med Chir (Tokyo)*　2014;**54**:32-39.
5) Ohki T, *et al.*: *J Vasc Surg*　1998;**27**:463-471.
6) Moody DM, *et al.*: *Ann Thorac Surg*　1995；**59**:1304-1307.
7) Laza C, *et al.*: *J Neurol Sci*　2013;**326**:96-99.
8) Siewiorek GM, *et al.*: *J Endovasc Ther*　2012;**19**:249-260.
9) Mousa AY, *et al.*: *J Vasc Surg*　2012;**56**:1429-1437.
10) Higashida RT, *et al.*: *Stroke*　2010;**41**:e102-109.
11) Yadav JS, *et al.*: *N Engl J Med*　2004;**351**:1493-1501.
12) Katzen BT, *et al.*: *Catheter Cardiovasc Interv*, 2007;**70**:316-323.
13) White CJ, *et al.*: *Catheter Cardiovasc Interv*　2006;**67**:503-512.
14) Hopkins LN, *et al.*: *the CABANA surveillance study*　2014;**84**:997-1004.
15) Safian RD, *et al.*: *Catheter Cardiovasc Interv*　2004;**63**:1-6.
16) Zahn R, *et al.*: *J Am Coll Cardiol*　2005;**45**:1769-1774.
17) Giri J, *et al.*: *JACC Cardiovasc Interv*　2014;**7**:171-177.
18) Loghmanpour NA, *et al.*: *J Vasc Surg*　2013;**57**:309-317.e2.
19) Iyer V, *et al.*: *J Vasc Surg*　2007;**46**:251-256.
20) Shigeru Miyachi, *et al.*: *Acta Neurochirurgica*　2012;**154**:2127-2137.
21) Iko M, *et al.*: *Jpn J Radiol*　2013;**31**:45-49.
22) Sakai N, *et al.*: *J Stroke Cerebrovasc Dis*　2014;**23**:1374-1384.
23) Takayama K, *et al.*: *J Neurointerv Surg*　2014；**6** Suppl 1:A69.

（立林洸太朗）

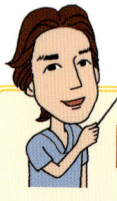

Dr. 吉村のワンポイントアドバイス

GuardWireがdeflationできない，抜去できない時の対応

　GuardWireは遠位バルーン型のプロテクションデバイスで，簡便に使用できるため，よく用いられています．またバルーン付きのガイディングカテーテル（OPTIMOなど）と組み合わせてproximal protection法に用いられることもあります．

　GuardWire使用時に知っておくべきことの一つは，誤ってワイヤーを破損するなどしてdeflationしなくなったときの緊急避難法です．この時はGuardWireのワイヤーをinflationの穴よりもバルーン寄り（ゴールドマーカーよりは遠位部）を折って切断すれば自然にdeflationしてきます（図1a，b）．急ぐときには，ワイヤーの断端をポートにセッティングし，陰圧をかけることで急速にdeflationさせることができます（図2）．

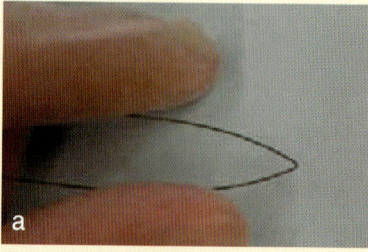

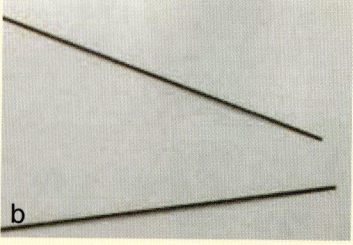

図1　ワイヤーの折断
ゴールドマーカーより遠位部の緑色シャフト部分を手で折り，オクルージョンバルーンカテーテルを離断する．

（メドトロニック社提供）

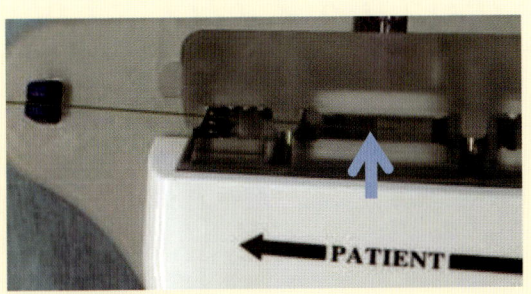

図2 急速deflation法
ポート部に離断した断端を合わせて装填し，通常手順で収縮する（オクルージョンバルーンカテーテルの断端をデフレーションルーメンとして使用する）．
（メドトロニック社提供）

　一方，proximal protection法に使用するため，外頸動脈に留置している場合，PRECISEなどのオープンセルステントを留置するとdeflationしてもストラットに引っかかり抜けなくなることがよくあります（図3）．これを避けるためには，完全にdeflationせず，バルーンを小さくした状態（球状を保った状態）でゆっくりと引くと問題なく抜去できます．参考にして下さい．

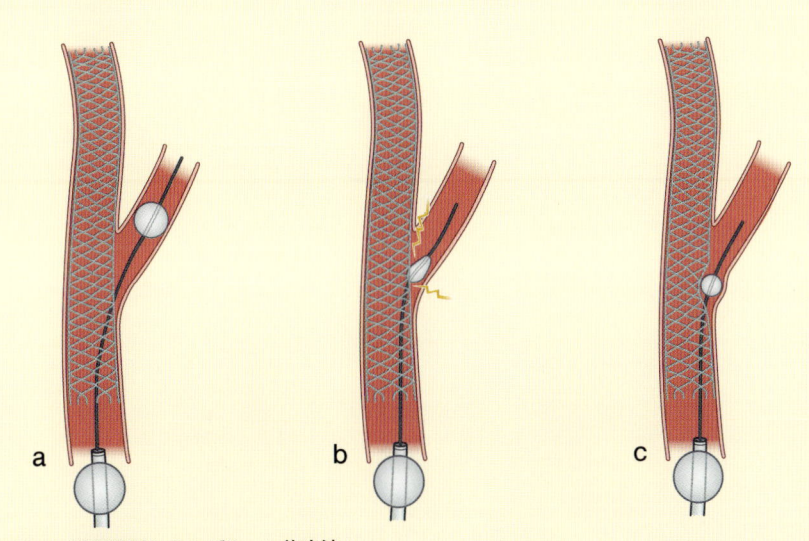

図3 外頸動脈からのバルーン抜去法
a：GuardWireが外頸動脈にある場合．
b：完全にバルーンをdeflationすると平たくなってステントに引っかかり，抜けなくなる．
c：バルーンを完全にdeflationせず，小さくした状態で牽引するとステントに引っかからずに抜去できる．

Case7　Ⅰ 頚動脈ステントにおけるトラブル
デバイスがガイディングカテーテルに回収できない

症例

1 現病歴

70歳代男性．1年前に軽度の左片麻痺を認め脳梗塞と診断された．右内頚動脈狭窄症に対しステント留置術を行ったが，1年後のフォローアップで左内頚動脈（ICA）狭窄の進行を認めたため（NASCET 80％），ステント留置術を予定した．

2 術前検査と評価

左ICA無症候性狭窄（NASCET 80％）．

3 血管内治療

右大腿動脈穿刺にて9 Fr ロングシースを挿入し，9 Fr MO.MA ultra（以下，MO.MA）を左外頚動脈（ECA）および総頚動脈（CCA）に exchange 法にて誘導した．ECA 内で遠位バルーンを拡張し位置を調整した（図1）．

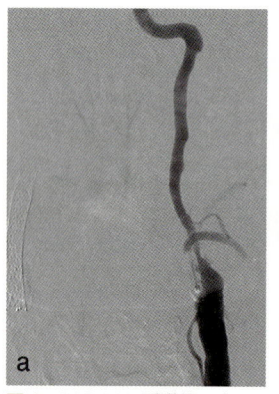

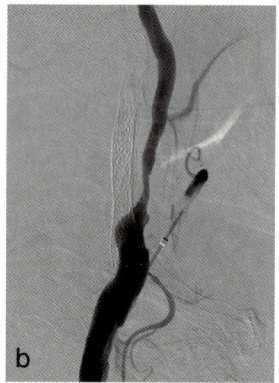

図1　MO.MA 誘導後の左 ICA 造影
a：正面像，b：側面像

次に近位バルーンを拡張し，FilterWire EZ を ICA 遠位で展開した．前拡張バルーン（Coyote 3.5 × 40 mm）を6気圧30秒間拡張後，ステント（PROTÉGÉ 10 × 60 mm）を留置し，デリバリーシステムの抜去を試みた．

使用したデバイス
ガイディングカテーテル：MO.MA ultra
遠位プロテクションデバイス：Filterwire EZ
前拡張バルーンカテーテル：Coyote 3.5 × 40 mm
ステント：PROTÉGÉ 10 × 60 mm

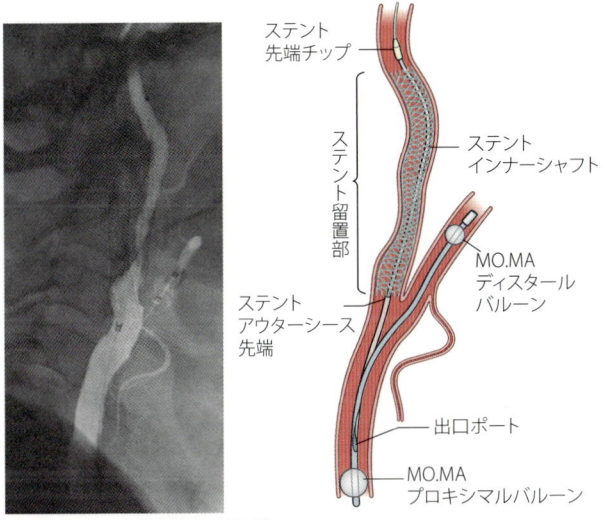

図2 ステント留置後の側面像

トラブル発生！

ステントのデリバリーシステムがMO.MAに引っかかり抜去困難となった．

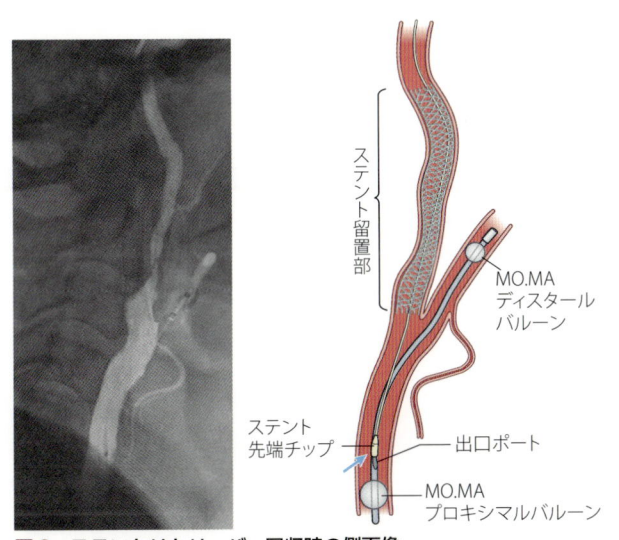

図3 ステントリトリーバー回収時の側面像

あなたなら どうする？

トラブルシューティング法

　MO.MAは普通のガイディングカテーテルと異なり側溝様の出口ポートがワーキングチャネルになっており（図4），この出口ポートとデバイスが干渉し，抜去が困難となることがある．特に出口ポートがECA側を向いているとルーメンが通常より狭小化する可能性があるため注意する．

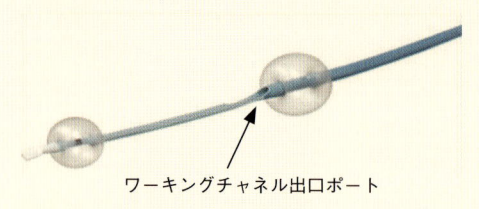

図4　MO.MA ultra 出口ポート

❶ 頚部回旋，用手圧迫．

　まず試行するべき方法である．バルーンを拡張したまま出口ポートの向きが変化し，抜去が可能となることがある．

❷ ステントのアウターシースでステント先端チップのリシースを行う．

　ステント留置後，血管内に残っているステント先端チップとステントインナーシャフトの大きさに差があるため（図5），そこが段差となって出口ポートに引っかかることがある．この場合にはアウターシースで先端チップを完全に収納し，シースとマーカーの段差と間隙を消失させることで回収を試みる．ステントデリバリーシステムの構造上，先端チップがアウターシースに収納できたように思えても，完全に収納できていないことがあるため注意する．デリバリーシステムを回転させ確実に収納することがポイントである[1]．

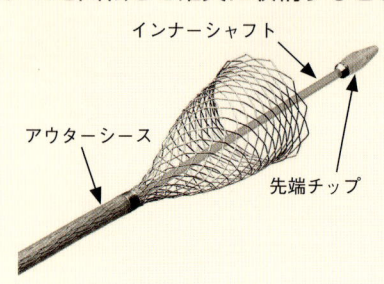

図5　ステント先端チップとステントインナーシャフト

❸ **MO.MA の近位バルーンをデフレーションし，MO.MA の位置を変更する，あるいは回転させる．**

　通常 MO.MA のガイディングカテーテルはバルーンで固定されており，位置変更を行うことは難しい．本症例では遠位プロテクションデバイスとしてフィルターを併用しているため，手技中に血栓吸引を行い，バルーンをデフレーションすれば，ガイディングカテーテルの位置移動が可能となる．ただし，大きな移動はシステム全体が動くため推奨できない．透視下に確認しながらガイディングカテーテルを回転させ，ICA 側に出口ポートをしっかりと向けることで，ポートが開口することを期待する．

❹ 実際の治療手技と経過

　ステントのアウターシースで先端チップをリシースすることで抜去が可能となった（図6）．

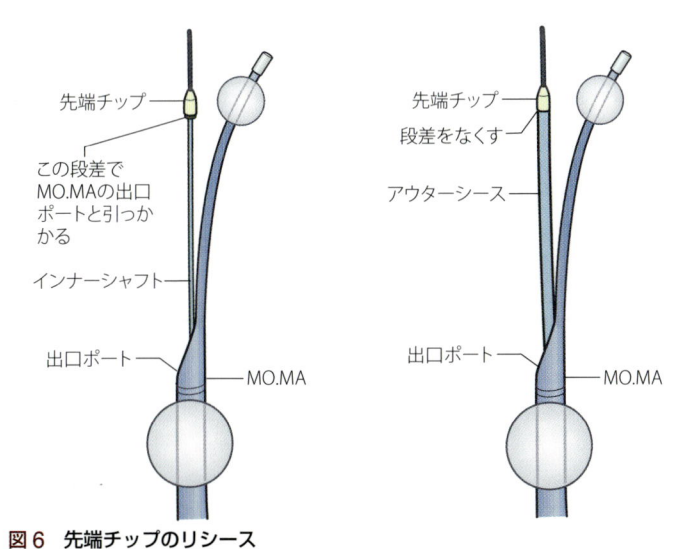

図6　先端チップのリシース

❺ 術後経過

　術後は明らかな合併症を認めず，独歩退院した．

● **参考文献**

1) 足立秀光, 他: Mo.Ma Ultra 使用時にステントデリバリーシステムの回収に苦慮した2例. JNET 2013; 7: 338-334.

（白川　学）

さらに極める！ MO.MA ultraを知る

近位プロテクション法

　本項では，わが国にて 2012 年 7 月に薬事承認され，2013 年 1 月から使用可能となった近位プロテクションデバイスである MO.MA ultra（Medtronic）を中心に，近位プロテクション法について解説する．近位プロテクション法の模式図と原理について**表1**に示した．

表1　近位プロテクション法の種類と原理

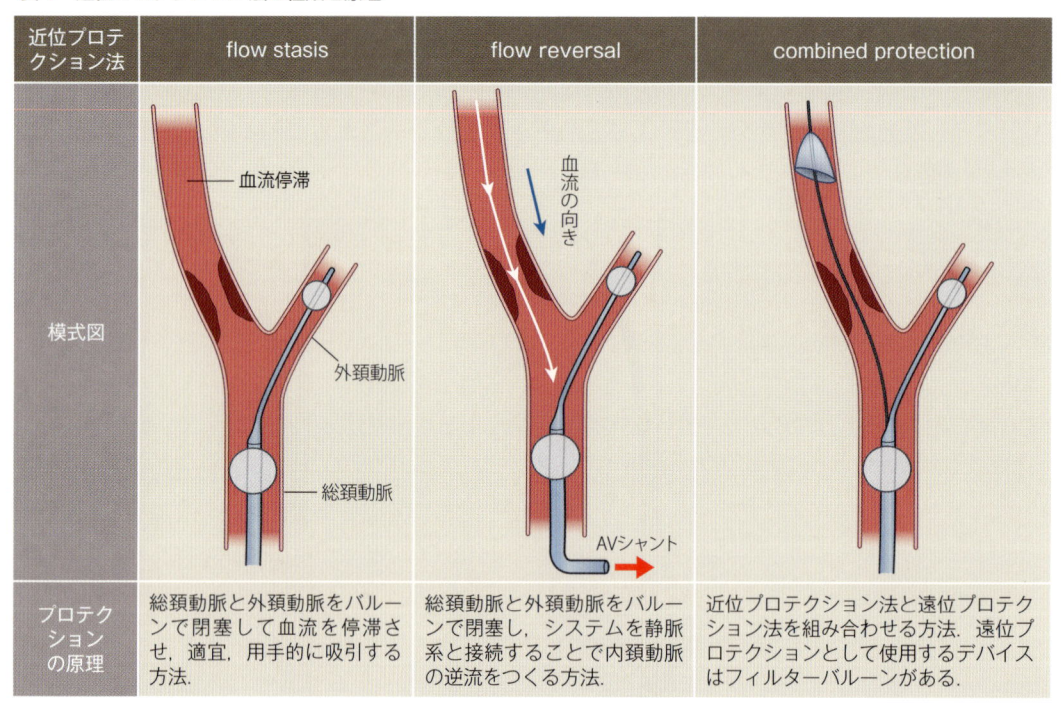

近位プロテクション法	flow stasis	flow reversal	combined protection
模式図	（血流停滞，外頸動脈，総頸動脈）	（血流の向き，AVシャント）	
プロテクションの原理	総頸動脈と外頸動脈をバルーンで閉塞して血流を停滞させ，適宜，用手的に吸引する方法．	総頸動脈と外頸動脈をバルーンで閉塞し，システムを静脈系と接続することで内頸動脈の逆流をつくる方法．	近位プロテクション法と遠位プロテクション法を組み合わせる方法．遠位プロテクションとして使用するデバイスはフィルターバルーンがある．

　遠位プロテクション法はデバイスの病変通過時に塞栓症のリスクがあるという欠点が存在するが，近位プロテクション法は病変通過時も脳塞栓予防が可能である．またフィルター型遠位デバイスはフィルターの性能上，すべての塞栓子を捕捉することは困難であり，微小塞栓子による脳梗塞が高次脳機能障害の原因となりうる[1]．

　経頭蓋ドップラー法で手技中の微小塞栓信号（MES: microembolic signals）の数を測定し，FilterWire EZ 使用群と MO.MA ultra 使用群を比較したランダム化試験[2]や，近位プロテクション法群とフィルター型デバイス群間で，MRI 上の虚血巣発生率を比較したメタ解析[3]，近位プロテクション法群とフィルター型遠位デバイス群間で，MRI 上の虚血巣発生率と無症候性脳梗塞の高次脳機能への影響を検討したランダム化試験[1]等が存在し，いずれも近位プロテクション法群の優位性を示している．ただし，微小塞栓子の高次脳機能障害への影響については他科領域での報告がある[4]のみで，CAS における MES の高次脳機能障害への影響については明確ではない．tailored CAS によって重大な周術期合併症が減少した昨今[5]，今後のプロテクション

法の評価はMES発生率，高次脳機能障害発生率に移行していくのかもしれない．

近位プロテクション法の欠点として虚血耐性の問題がある．最近の報告で近位プロテクション法施行時の不耐性は184例／605例（30.4％）に生じ，不耐性であることのモニター上の指標として，occlusion pressure ≦ 40 mmHgが指標となり，対側頚動脈閉塞を合併する患者の多くがocclusion pressure ≦ 40 mmHgであるとの報告[5]がある．また，近位プロテクション法と局所脳酸素飽和度（rSO2）の関係については報告がないが，内頚動脈閉塞試験とrSO2との関係の報告[6]から近赤外線スペクトロスコピー（NIRS）によるrSO2も術中耐性の指標となりうる．一方，flow stasisかflow reversalのどちらが優位かの科学的根拠は今のところない．また，デバイスの病変通過時に近位プロテクション法を用い，それ以降はフィルター型遠位デバイスを使用する変法も行われている．

●近位プロテクションデバイスMO.MA ultraの構造と仕様

次に国内で唯一承認されている近位プロテクションデバイスMO.MA ultraの構造と仕様について解説する（図7）．

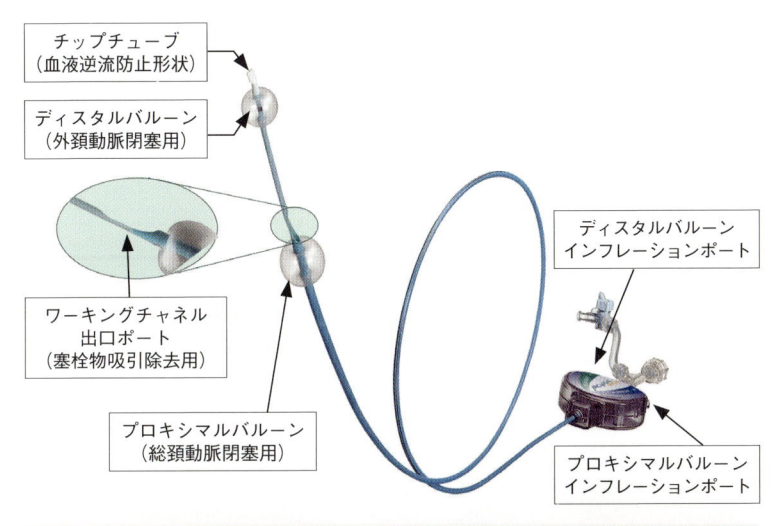

適合シースサイズ	9 Fr	8 Fr
推奨ガイドワイヤー径	0.035 inch	
カテーテル有効長	95 cm	
ワーキングチャネルの長さ	104.5 cm	
ディスタルシャフト径	5 Fr	
バルーンマーカーの距離（ECA／CCA）	6 cm（バルーンマーカーはバルーンの中央部）	
ワーキングチャネルの内径	6 Fr（0.083 inch／2.12 mm）	5 Fr（0.069 inch／1.76 mm）
バルーン閉塞径	プロキシマルバルーン ：13 mm径まで　ディスタルバルーン ： 6 mm径まで	
バルーン素材	エラストマー，compliant balloon	

図7　MO.MA ultraの構造と仕様

MO.MA ultraは基本的にflow stasisをつくることを目的としたデバイスであるが，上甲状腺動脈がCCAもしくはECA近位部から分岐している場合（日本人に多い）には血流が残存するため，flow stasisを得ることが困難となる．このような場合にもバルーンデフレーション前の適切な吸引で十分にデブリスは回収できるが，フィルター回路を介して静脈とシャントを作成するflow reversalも有用である．

　さて，MO.MA ultraはデバイスプロファイルが9 Frと大きく，2つのバルーンを有するため，屈曲血管への誘導が困難と考えられやすい．しかしAmplatz (Extra-stiff)を用いた推奨の方法で入れ替えを行えば，ほぼすべての症例で誘導が可能である[7]（ワンポイントアドバイスを参照）．一方，ECAの狭窄・閉塞例では，MO.MA ultraは適応できない．MO.MA ultraの承認の根拠となった大規模試験とフィルター型デバイスとのランダム化試験を示す（**表2**）．

表2　MO.MA ultraの承認の根拠となった大規模試験＊とフィルター型デバイスのランダム化試験

臨床試験	デザイン	適応症例	症例数	平均年齢	使用ステント	結果
ARMOUR trial＊[8]	非ランダム化試験 MO.MAの安全性，効果判定試験	症候性狭窄50％以上 無症候性狭窄80％以上の外科治療高危険度群	225	71	ACCULINK35％，XACT35％，その他	治療30日以内の脳卒中率：1.8％ 急性心筋梗塞・脳梗塞・死亡率：2.7％
PROFI study[9]	ランダム化試験 MO.MA群，フィルター群（Emboshield使用）間での術後拡散強調画像高信号出現率の比較	症候性狭窄60％以上 無症候性狭窄80％以上	62	74	Cristallo ideale stent	拡散強調画像陽性率：MO.MA群 45.2 ＜ フィルター群 87.1％

　combined protectionと近位プロテクション法単独を比較した大規模試験は存在しないが，国内からMO.MA ultraとGuardWireを併用したcombined protection (triple balloon protection technique: TBPT) の有用性が報告されている[10]．MO.MA ultraのみで完全なflow stasisを得られなかった症例は11症例中8例（72.7％）に認め，TBPTで全例にflow stasisを得ることで術後30日以内の主要合併症を回避できたとされている．TBPTはプロテクションの原理として，クランプ下に施行するCEAと同様の原理であり，大量ソフトプラークを有する症例などにおいては塞栓性合併症の予防として有益な可能性があるが，全例にこのような方法を適応するかどうかについては議論がある．

　以上，MO.MA ultraを中心に，近位プロテクション法について解説した．患者背景，術前診断に応じた最適なプロテクション法の選択，さらには術中モニタリング法の確立と普及によって，より安全で有効なCASの実施が可能となる．

● 参考文献

1) Akkaya E, *et al.*: *Int J Cardiol* 2014;**176**:478-483.
2) Montorsi P, *et al.*: *J Am Coll Cardiol* 2011;**58**:1656-1663.

3) Stabile E, et al.: JACC Cardiovasc Interv 2014 ;7:1177-1183.
4) Moody DM, et al.: Ann Thorac Surg 1955;59:1304-1307.
5) Cohen JE, et al.: J Clin Neurosci 2015;22:189-194.
6) Giugliano G, et al.: JACC Cardiovasc Interv 2014;7:1237-1244.
7) Kaminogo M, et al.: Stroke 1999;30:407-413.
8) 本間一成,他：MO.MAウルトラの特徴と使用の実際.脳神経外科速報,12月号,2014
9) Ansel GM, et al.: Catheter Cardiovasc Interv 2010;76:1-8.
10) Bijuklic K, et al.: J Am Coll Cardiol 2012;59:1383-1389.
11) Asai K, et al.: J Stroke Cerebrovasc Dis 2014;23:1871-1876.

（立林洸太朗）

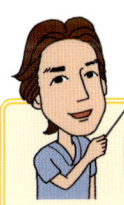

Dr. 吉村のワンポイントアドバイス

MO.MA ultra誘導のコツ

前述のようにMO.MA ultraは現在使用可能なプロテクションデバイスのうち，最も脳塞栓予防効果に優れているとされています．しかし，ロングワイヤーを用いた入れ替えが必要で，type Ⅲあるいはbovine aortaなどでは誘導が困難なことがあります．どうしたらうまく誘導できるのでしょうか？そのポイントを紹介します．

❶ 4Frのカテーテルをできるだけ遠位に誘導する

私たちはカテーテルを後頭動脈まで誘導するようにしています．

❷ 硬めのロングワイヤーを用いる

柔らかいガイドワイヤー（通常のAmplatzなど）ではMO.MA ultraが大動脈に逸脱してしやすいので硬めのガイドワイヤー（Amplatz Extrastiffなど）を用います．そうすることでルート自体が直線化して誘導しやすくなります．親水ポリマーでコーティングされたガイドワイヤーを用いる人がいますが，入れ替え操作中にワイヤーが大動脈へ脱落しやすく，この操作には向いていません．

❸ 大動脈から総頚動脈に挿入していく際に，ゆっくりと挿入する

最もMO.MA ultraが脱落しやすいのは，プロキシマルバルーン付近が総頚動脈に入る時です．プロキシマルバルーンより近位は硬いので直線化しやすく，大動脈に逸脱しやすいのです．したがって，その際にゆっくり挿入することで逸脱することを防ぎます．

❹ 時にMO.MA ultraにトルクをかけながら挿入する

MO.MAはポートの向きによって曲がり方が変わります．このため総頚動脈に挿入するところで向きが悪いと，ゆっくり挿入しても逸脱することがあります．そういった場合にはMO.MA ultraにトルクをかけながら押してみてください．ポートの向きが変わったり，軽いねじれによってMO.MA ultraが曲がりにくくなることで挿入しやすくなります．

以上のような操作を行えば，ほとんどのケースでMO.MA ultraの誘導は可能です．しかしそれで挿入しにくい場合には，システムを変えるか，他のルートからのアプローチを考えましょう．

I 頚動脈ステントにおけるトラブル

Case8

ステント遠位で閉塞を来した

症例

1 現病歴

80歳代男性．高血圧，脳梗塞，冠動脈疾患の既往あり．

数日前から左手の握力が低下したため近医を受診し，右前頭葉の皮質梗塞と右内頚動脈(ICA)の高度狭窄を認めた．症候性右ICA狭窄症と診断した．

2 術前検査と評価

●頭部拡散強調画像(図1)，MRA(図2)，CT

拡散強調画像では右前頭葉運動野に散在性の小梗塞巣を認め，MRAでは左ICA閉塞と右ICA起始部の高度狭窄による偽閉塞所見を認めた．CTでは左頚動脈管の低形成を認め，左ICA閉塞は生来のものと思われた．

●右総頚動脈造影(図3)

右ICA狭窄は起始部1cm遠位に最狭窄部を有し(矢印)，以遠の頭蓋内血流は著明に遅延していた．

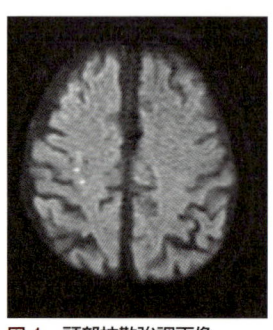

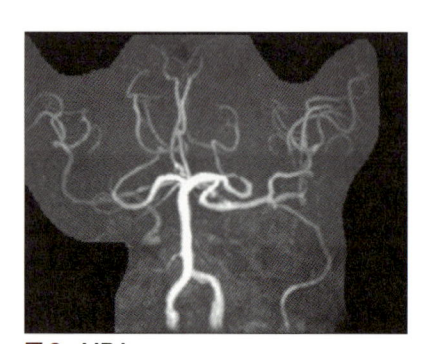

図1　頭部拡散強調画像　　図2　MRA　　図3　右総頚動脈造影

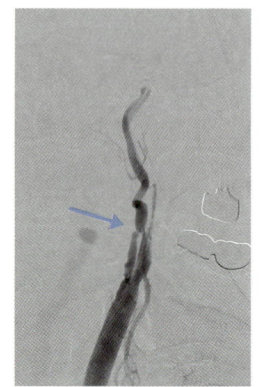

3 血管内治療

MO.MA ultra(以下，MO.MA)による proximal protection と GuardWire Plus による distal protection を併用することとし，MO.MA を右総頚動脈〜外頚動脈に誘導したのち，GuardWire Plus を ICA petrous portion まで誘導した．IVUS を試みたが，最狭窄部でスタックしてしまい，誘導不可能で施行できなかった．

バルーン(Sleek 3.5 × 4 mm)にて前拡張施行後(図4a)，狭窄長を十分カバーできる6cmのステント(PROTÉGÉ)を選択し，留置した(図4b)．

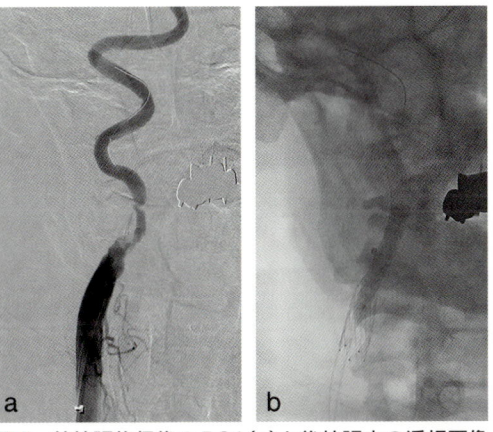

図4 前拡張施行後のDSA(a)と後拡張中の透視画像(b)

使用したデバイス
シース：9 Fr sheath
ガイドワイヤー：9 Fr MO, MA, Carotid GuardWire Plus
PTAバルーン：Sleek 3.5 × 40 mm
ステント：PROTÉGÉ 10 × 60 mm

トラブル発生！

確認造影を行うと，ステント遠位で閉塞を来し(図5)，患者は不穏になって暴れはじめた．

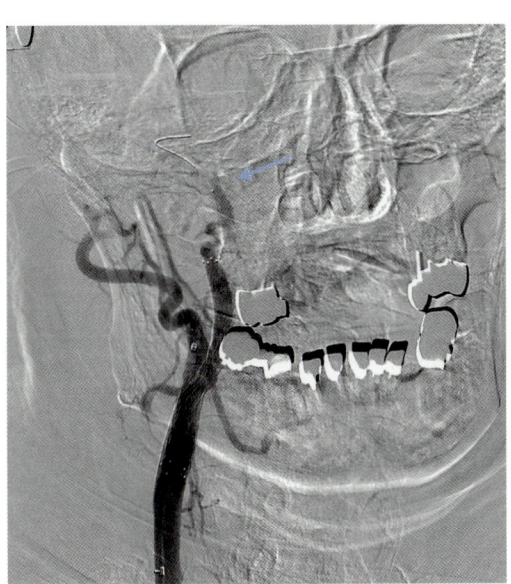

図5 トラブル発生時のDSA
ステント遠位(矢印)で閉塞を来していた．

あなたなら どうする？

I 頸動脈ステントにおけるトラブル

トラブルシューティング法

　本例は，蛇行の強いICAに6cm長の長いステントを留置したため，ICAが直線化し，ステントの遠位端と頚動脈管入口部の間に生じたアコーディオン現象が原因と思われた．

❶ ガイディングシステムを少し引いてみる
　ガイディングによる直線化の影響を除去するため，ガイディングを手前に引いてみる．これで改善されるようであれば追加治療は必要ない．このとき，絶対にワイヤーが抜けないよう十分注意する．本例のように閉塞を来している場合は，ワイヤーを抜いてしまうと二度と真腔に戻ることができなくなることが多い．

❷ 血管拡張薬を投与する
　血管攣縮はアコーディオン現象をさらに悪化させるため，❶の後，自然に改善されなければ，ファスジル塩酸塩やニカルジピン塩酸塩などの血管拡張薬の動注を考慮する．

❸ PTAを追加する
　PTAを行う場合は，仮に有効拡張が得られても，recoilやステントエッジでの解離により再閉塞する可能性があり，ステントの追加留置が望ましい．ただし，至適径のステントが手元になく，ステントの十分遠位への誘導ができない場合には代替法となりうる．

❹ ステントを追加する
　閉塞部の血管径にマッチした小径のステントを，すでに留置したステントの遠位に留置する．前に留置したステントとの間にgapが生じないよう，1cm以上はオーバーラップさせる．

④ 実際の治療手技と経過

　まずは前拡張で使用したバルーンをステントの遠位で拡張し，新たなステント（PRECISE 6×20 mm）を留置されたステント1cm程度オーバーラップするよう留置しようとした（図6a）．しかし，展開した瞬間にjump upし，部分が生じてしまった（図6b）．確認造影では同部で高度狭窄を生じ，頭蓋内血流は著明に遅延していた（図6c）．

　このためさらにもう1枚同じステント（PRECISE 6×20 mm）をこの部分に追加したところ，良好な拡張を得た（図6d，e）．

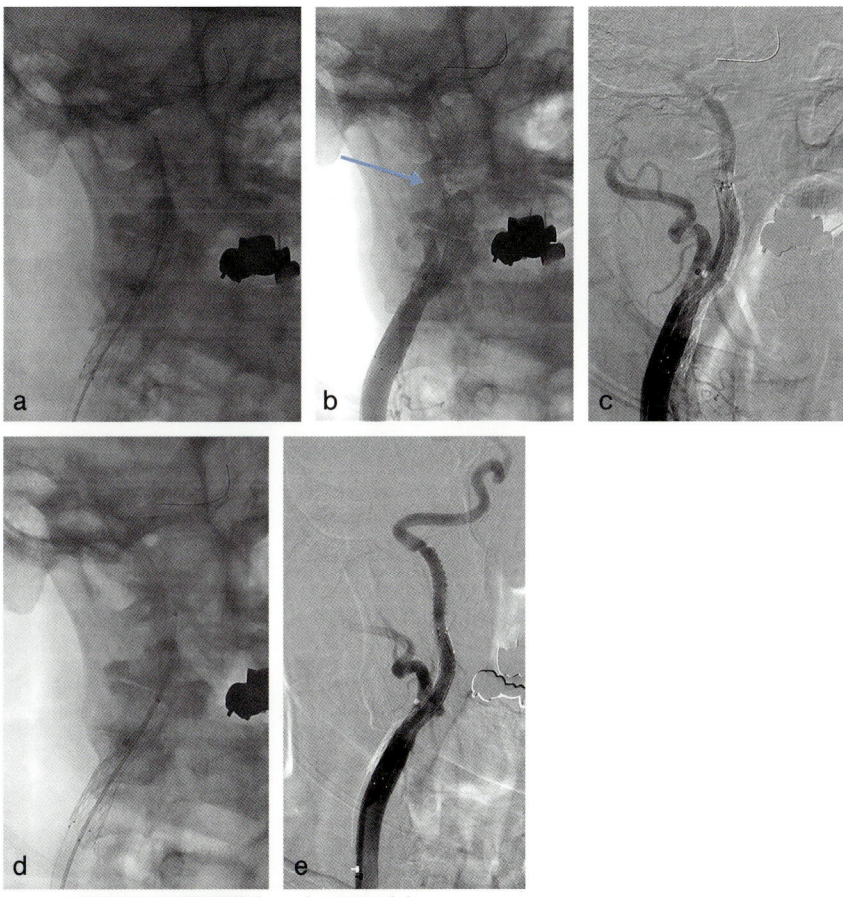

図6 治療過程での透視画像(a, b)とDSA(c)
a：追加のステントを遠位に1cmオーバーラップするように留置しようとした．
b：展開した瞬間にjump upしてしまい，gap(矢印)が生じた．
c：同部に高度狭窄が確認された．
d, e：さらにステントを追加した状態での透視画像(d)とDSA(e)

5 術後経過

　後日，ステントの遠位端がconingしていたためPTAを追加したところ(図7a)，同部位で血管解離を認めたため(図7b)，解離部をカバーするようステントを追加留置した(図7c)．

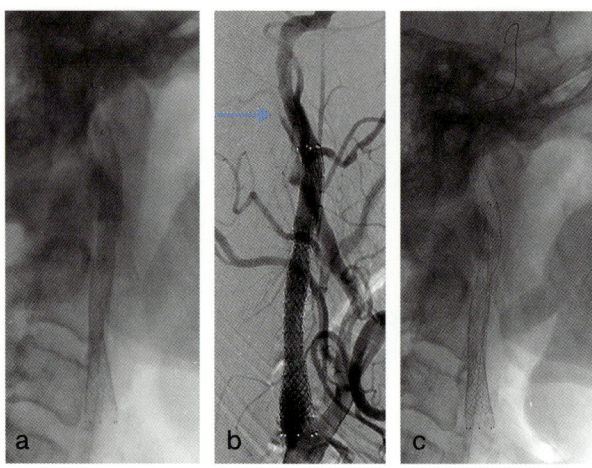

図7 遠位にステントを追加した

術後経過は良好で，過灌流現象や虚血性合併症などを来すことなく，mRS 1 で自宅退院した．

危機を脱出するワザ

ステント遠位での狭窄・閉塞の原因としては，①血管攣縮・解離，②ステント内血栓症・遠位塞栓症，③アコーディオン現象の3つが考えられる．本例では誘導不可能であったが，IVUSやOCT (optimal coherence tomography) などを用いた血管内イメージングは鑑別に有効である．種々の方法を用いても開通させることができない場合，無症候性の場合は内科的治療を，症候性の場合は緊急バイパス術に踏み切ることも考える．

①血管攣縮，血管解離

プロテクションデバイス (EPD) 留置部や，ステントの遠位で生じることが多い．血管攣縮であれば自然に回復する場合がほとんどであるが，症候を呈している場合はファスジル塩酸塩やニカルジピン塩酸塩を10倍程度に希釈し，動注する．解離の場合にはまずワイヤーで真腔を確保し，解離による狭窄が高度な場合には開存性を保つためステントを追加すべきである (図7)．

②ステント内血栓症，遠位塞栓症

抗血栓薬の追加投与を行い，まずは血栓の破砕・吸引を試みる．詳細はステント内血栓症の項 (Case 9 p.84) を参照されたい．

③アコーディオン現象

本例のように蛇行が強いICAに対し，長いステントを留置した場合に起こりやすい．特に遠位病変のときに起こりやすいため，ステントの選択には慎重を要する．

さらに極める！ IVUSを知る

血管内超音波（intravascular ultrasound：IVUS）は，血管造影では十分評価できないプラークや血管壁の性状を知ることができ，術前のデバイス選択，術後の合併症回避のために有用である．

● 術前のIVUSは何がわかる？

遠位ICA血管径，近位CCA血管径，最狭窄部径を測定し，バルーンやステントのサイズ選択の参考にする．DSAの2方向撮影のみでは正確に測定できない場合があるが，IVUSは不規則な形状でも正確な測定が可能である．

VH-IVUSから得られたプラーク性状から，バルーンやステントのサイズや拡張圧，時間を決定する．下に示すようなプラーク性状では過度の拡張でソフトプラークが逸脱する可能性があるため，控えめの拡張にとどめる．（図8）．

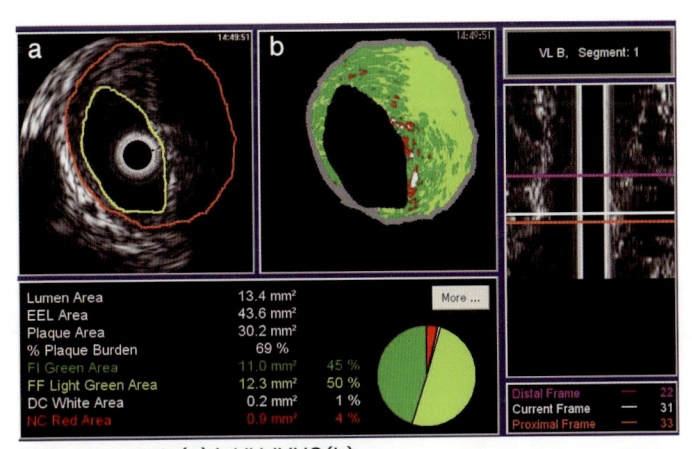

図8　gray-scale（a）とVH-IVUS（b）
VHでは組織組成を線維性組織（Fibrous：緑），脂質性組織（Fibro-Fatty：黄緑），石灰化組織（Dense Calcium：白），壊死性組織（Necrotic Core：赤）の4色に分けて表示されるため，その局在も知ることができる．

● 術後のIVUSは何がわかる？

1) ステントの圧着具合
ステントの浮きが描出される．

2) ステント内血栓や血管解離の有無
血管造影では血栓や解離を見逃しやすい．IVUSやOCTを併用することでプラーク突出などの検出率も上昇する（図9）．

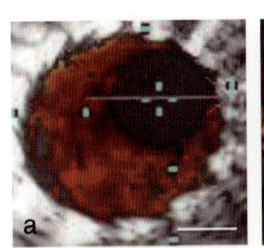

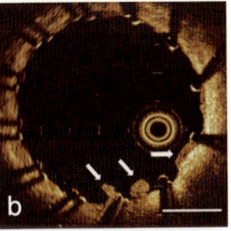

図9　IVUS（a）よりOCT（b）の方が解像度の高い血管壁イメージが得られる

（榎本由貴子）

Case9　I　頸動脈ステントにおけるトラブル
ステント内に陰影欠損を認める

症例

1　現病歴

　80歳代男性．数日前から言動の異常があり家族とともに受診した．軽度のGerstmann症候群を呈しており，MRIで左頭頂葉皮質に散在性の小梗塞巣を認めた．MRAでは左頸部内頸動脈(ICA)に高度狭窄を認め，ここからのA to A embolismを疑い，抗血小板薬2剤が開始された．

2　術前検査と評価

1) 頸部MRA(図1)，頸部CT(図2)

　左ICAのプラークは，black blood法でT1・T2ともにプラークが高信号に描出され，time-of-flight(TOF)法でも高信号を呈していた．CTでは石灰化はごく軽度であった．

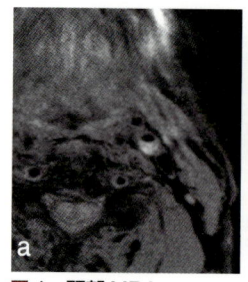

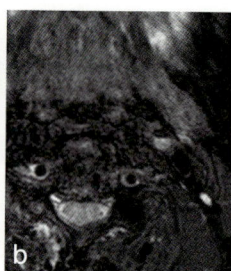

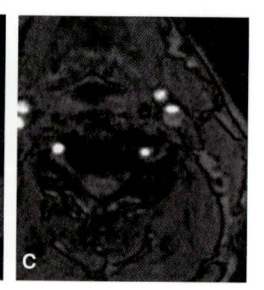

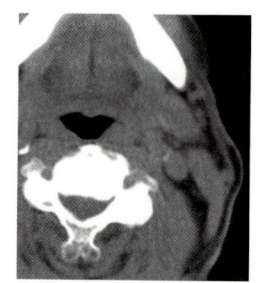

図1　頸部MRA
a：black-blood法T1強調画像，b：同T2強調画像，c：time-of-flight法

図2　頸部CT

2) 頸動脈超音波検査(図3)，脳血管造影(図4)

　左頸動脈のプラークは，超音波検査では中輝度のmixed plaqueであった．脳血管造影では著明な潰瘍形成を伴うNASCET 80％の狭窄で，高位はC3下縁であった．

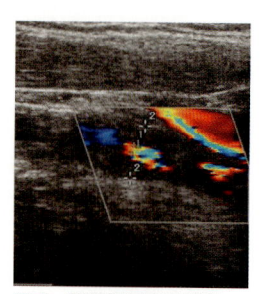

図3　頸動脈超音波検査

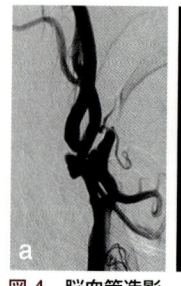

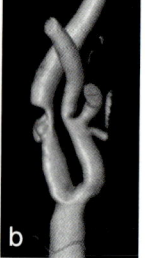

図4　脳血管造影
a：左CAG，b：3D-DSA

③ 血管内治療

　minor stroke発症の症候性左ICA狭窄症であり，術前プラーク診断にてソフトプラークと思われることから頸動脈内膜剝離術（CEA）も考慮されたが，年齢を考慮して頸動脈ステント留置術（CAS）を選択した．

　distal protectionにて治療を行うこととした．6 Frガイディングシースを左総頸動脈に留置し，GuardWireを遠位ICAまで誘導した．次にバルーン（Amiia）にて前拡張を行ったのち，ステント（PRECISE）を狭窄部を十分カバーするように留置した（図5a，b）．

　確認造影を行うと，後壁側からステント内に突出する複数の陰影欠損を認めた（図5c）．

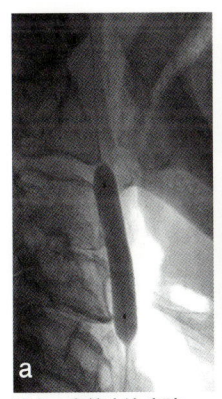

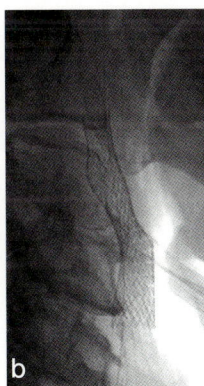

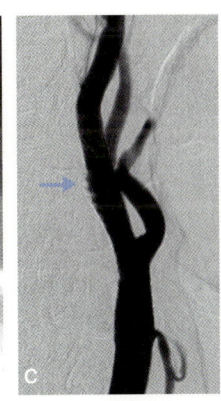

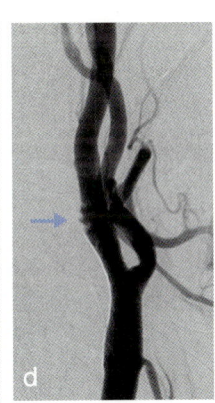

図5　血管内治療時
a：前拡張，b：ステント留置，c：確認造影，d：ステント留置5分後の造影

使用したデバイス
シース：6 Fr Shuttle
ガイドワイヤー：Carotid GuardWire PS
バルーンカテーテル：Amiia
ステント：PRECISE 10×4 mm

トラブル発生！

　ステント内の陰影欠損が徐々に増大してきた（図5d）．

あなたなら　どうする？

トラブルシューティング法

　ステント内に突出した陰影欠損の原因は，その形状から破綻したプラークが逸脱している可能性が高いと考えたが，そこに血栓が形成されている可能性も否定できない．これらは血管造影やIVUS所見のみでは鑑別不能である．

❶ 抗血栓療法の強化

　まずヘパリンを，次に抗血小板薬を追加投与する．抗血小板薬は全身麻酔の場合には経鼻胃管から投与し，局所麻酔で行っている場合は内服させてもよい．胃管が挿入できない，あるいは不穏状態などで内服できない場合は，トロンボキサン合成酵素阻害薬であるオザグレルを急速静注してもある程度の効果は得られる．

❷ ステント留置

　本症例はオープンセルステントを用いており，そのradial forceの強さと，ステントのセルの頂点が突出してプラークにめり込む可能性がある構造的特徴（図6）から，不安定プラークには不向きといわれている．そのため，クローズドセルステントをもう1枚留置し，突出したプラークを押さえると有効なことが多い．

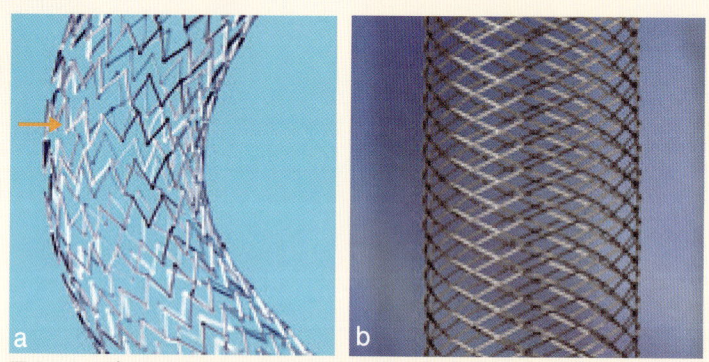

図6　オープンセルステント(a)とクローズセルステント(b)
オープンセルステントはセルで屈曲部の頂点（→）が突出するため，血管壁を傷つけやすい．

❸ バルーンなどで破砕し，吸引する

　十分なプロテクション下であれば，バルーンで突出物を破砕し，吸引する方法も有効である．低圧拡張でプラークを圧着する方法もよく用いられる．同一デバイスでできる手技であり，特にproximal protection下であれば，比較的安全に施行可能である．ただし過度の拡張によりかえってプラークが突出して閉塞に至る可能性もあるため，注意が必要である．

4 実際の治療手技と経過

ただちにヘパリンを追加投与し，しばらく経過観察したが，陰影欠損の消退傾向を認めなかった．本例では遠位バルーンによるプロテクション下での治療であったため，先に留置したステントとオーバーラップするようWallstentを追加留置した．繰り返し行った血管造影でも突出物がWallstentを超えて増大することはなかったため，治療を終了した（図7）．

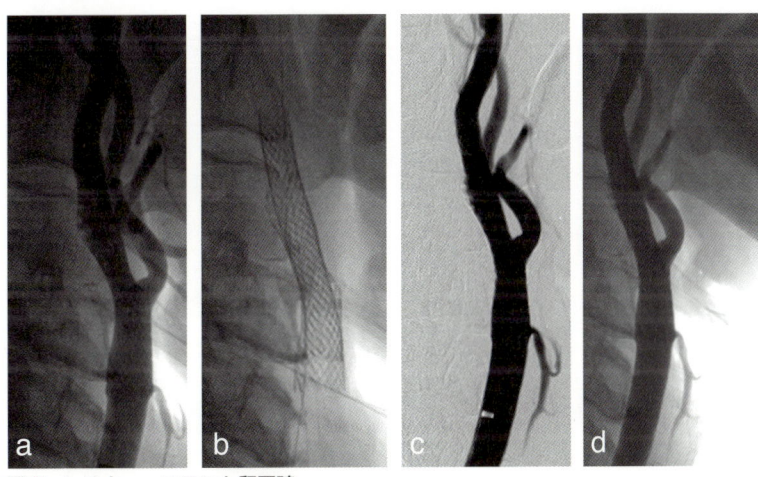

図7 レスキューステント留置時
a：留置前，b：Wallstent留置，c・d：確認造影

5 術後経過

翌日の拡散強調画像では数か所の高信号域の出現を認めたが，いずれも無症状であり，mRS 0で自宅に退院した（図8）

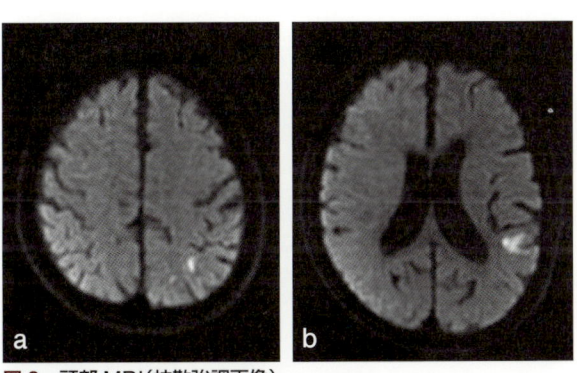

図8 頭部MRI（拡散強調画像）
a・b：頭頂皮質に散在性の高信号を認める．

危機を脱出するワザ

　ステント内へのプラーク突出（plaque protrusion）かステント内血栓症かを血管造影の所見だけで判断することは困難である．冠動脈領域では血管内内視鏡などが有用とされるが，頸動脈領域には認可されていない．

　しかし，両者を鑑別できなくとも，①遠位へのmigrationを予防する，②さらなる増大を予防する，という対処法は同じである．CASにはdistal protectionあるいはproximal protectionのどちらかのプロテクションデバイス（EPD）を使用するのが定石であるが，プラーク突出・ステント内血栓症の場合は大量のデブリスが発生するため，distal protection法では回収不十分となる可能性が高い．不安定プラークやmobile thrombusを伴い遠位塞栓症が危惧されるケースでは，よりデブリスを回収する能力の高いproximal protection法で治療を開始することを推奨したい[1-3]．

未然に防ぐコツ

　本症例は，術前プラーク診断で不安定プラークが予想された症例であった．われわれはこのような症例を経験してから，不安定プラークには基本的にCEAを選択し，やむを得ずCASを行う場合には必ずproximal protection法を用い，カバー力の優れたクローズドセルタイプのステントを留置するようにしている．

●オープンセルステント使用による亜急性ステント血栓症（SAT）の一例

　右頸部ICA急性閉塞症の症例．MRIで同側に陳旧性皮質梗塞と萎縮を認めることから，ICA狭窄症が進行して閉塞に至ったものと思われた．緊急でproximal protection下にCASを行い，再開通を得たステントはオープンセルステントを使用した（図9a，b）．

　しかし，翌日のMRAでは右ICAは頸部から完全閉塞していた（図9c）．前日のDSAを見直すと，case9と同様，ステント内に突出する陰影欠損（図9b，赤矢印）を認めており，これが原因と考えられた．このような症例では最初からクローズドセルステントを使用するか，この時点でクローズドステントをオーバーラップすれば亜急性閉塞を防ぐことができたのではないかと考えられた．

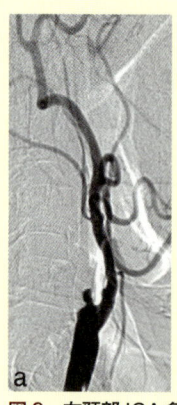

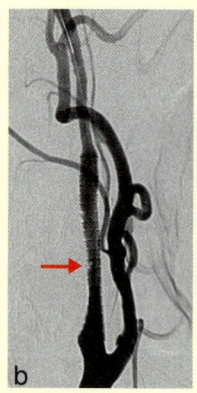

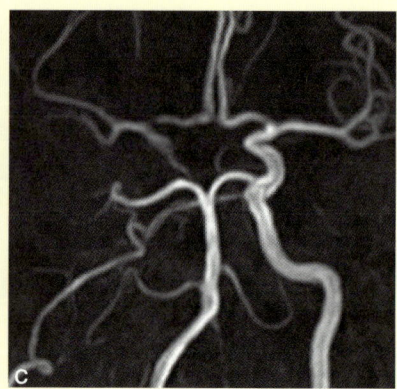

図9　右頸部ICA急性閉塞症
a：処置前のDSA，b：ステント留置後のDSA，c：翌日のMRA

さらに極める！ CAS後の血栓症と抗血栓療法

● 抗血小板2剤併用療法

経皮的冠動脈形成術（PTCA）においては，アスピリン単独では亜急性閉塞（subacute stent thrombosis：SAT）を約5〜20%に認めていたが，抗血小板薬2剤併用時代になると1%未満と著明に減少した[4,5]．

CASにおいても，アスピリン単剤とヘパリンの24時間持続静注などの抗血小板薬単剤＋抗凝固薬併用療法より，抗血小板薬2剤併用療法の有効性が報告され（**表1**）[6,7]，現在では，CAS周術期抗血栓療法について，米国5学会の「consensus document on carotid stenting」[8] のなかで「できれば手技の4日以上前，少なくとも24時間以上前から抗血小板薬2剤（アスピリン，クロピドグレル）を内服するべき」「術後は，クロピドグレルを少なくとも30日間は継続し，アスピリンは生涯続けるべき」と推奨されている．

抗血小板薬2剤の組み合わせについては，PTCA領域におけるエビデンス[9] や，経頭蓋Dopplerエコー検査で狭窄部からのmicroembolismを73%も抑制したCARESS[10] の結果から，アスピリンとクロピドグレルの組み合わせが欧米では頻用されているが，わが国ではシロスタゾールもCAS周術期の抗血小板療法の選択肢の一つである．シロスタゾールは，血管平滑筋の増殖を抑える効果から，CAS後の再狭窄を抑制する効果が報告されているほか[11]，その多面的効果が期待されている．

どの組み合わせが最も適しているかについてはこれまでのエビデンスからは明らかではなく，むしろ薬剤不応症の可能性や，効きすぎによる出血性合併症を回避するため（**表2**），術前に血小板凝集能検査などで抗血小板効果をチェックすることが重要と思われる[12,13]．緊急CASの場合には抗血小板薬がまったく投与されていないことが多いため，血栓症のリスクが高い．このため最大限のloading doseを投与する必要があり，われわれはアスピリンを200 mg，クロピドグレル300〜600 mg，シロスタゾール200 mgを投与している．

表1 CASにおける周術期抗血栓療法と合併症

		アスピリン＋ヘパリン	抗血小板薬多剤併用	p値
McKevitt FM, et al.[6]	30日以内の神経合併症	25%	0%	0.02
	出血性合併症	17%	9%	0.035
Dalainas I, et al.[7]	30日以内の神経合併症	16%	2%	< 0.05
	出血性合併症	4%	2%	NS
	subacute stent thrombosis	2%	0%	NS

表2　脳血管内手術の術前抗血小板薬の併用数と周術期合併症の関連（JR-NET2研究[12]より）

術前抗血小板薬	なし	1剤	2剤	3剤以上
虚血性合併症	4.0%*	1.9%	1.0%	0.6%
出血性合併症	5.7%	5.5%	5.1%	9.2%*
穿刺部合併症	0.2%	0.8%	0.8%	2.4%*
重篤合併症	13.8%*	1.8%	1.3%	1.3%

*：$p<0.01$

●血小板反応性検査

　抗血小板薬の薬剤効果評価方法にはいろいろな検査法があり（**表3**），総括して血小板機能検査（platelet function test），あるいは血小板反応性検査（platelet reactivity test）と表現されるが，最も一般的なのは光透過法（比濁法）による血小板凝集能検査である．最近ではVerifyNowをはじめとする種々の簡易血小板凝集能検査法（point-of-care analysis）が開発され，ずいぶん短時間で簡便に測定できるようになった．いずれも50点の保険点数が請求できるが，試薬やカートリッジが高額のため検査数が少ないと赤字になるのが欠点である．

表3　いろいろな血小板反応性検査

検査法		検体
血小板凝集能検査（光透過法）	凝集惹起物質（コラーゲン，ADP，アラキドン酸など）による血小板凝集の程度を吸光度計を用いて測定	多血小板血漿
point of care analysis	PFA-100®，VerifyNow®など，簡便かつ短時間で測定可能な血小板凝集能検査キット	全血
フローサイトメトリー	血小板活性化の指標となるVASPリン酸化やP-selectinの発現などを測定	全血

　最も一般的に普及している光透過法は，遠心分離して得られた多血小板血漿にADP（adenosine diphosphate）などの凝集惹起物質を加え，これによっておこる血小板凝集の程度を，吸光度計を用いて測定した多血小板血漿の光透過度（%）で表す．アスピリンの効果評価にはコラーゲンやアラキドン酸が，チエノピリジン系の効果評価にはADPが用いられる．われわれはコラーゲン（2 μg/mLと5 μg/mL）とADP（1 μMと10 μM）を用いた二濃度解析法による凝集能曲線下面積9クラス分類を用いて薬剤効果を評価している．これは2種類の濃度の異なるアゴニストを用いて得られた凝集能曲線下面積の組み合わせによって分類する方法であり，一濃度法より細かくわかりやすい評価が可能といえる（**図10**，**図11**）．

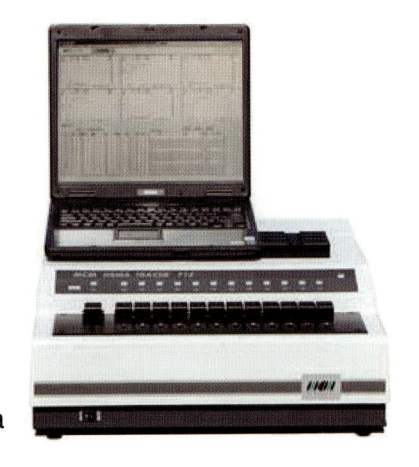

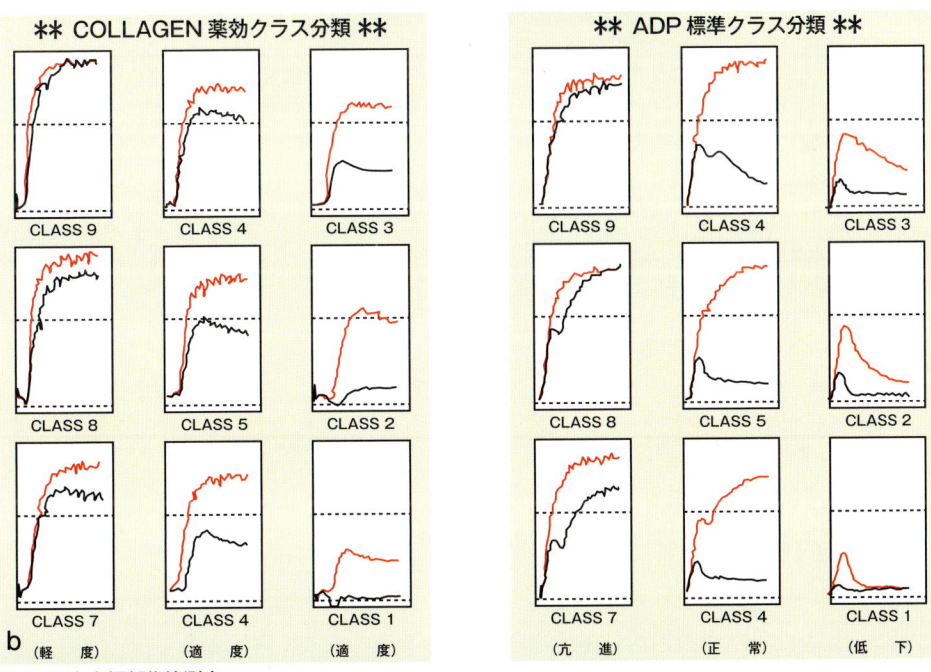

図10 血小板凝集能測定
　われわれが使用している血小板凝集能測定機ヘマトレーサー（東京光電）(a)と，二濃度解析法における凝集能曲線下面積9クラス分類(b). クラス1～3は低下（抗血小板効果が高い），クラス4～6は正常（適正な抗血小板効果），クラス7～9は亢進（抗血小板効果が低い）と判断される.

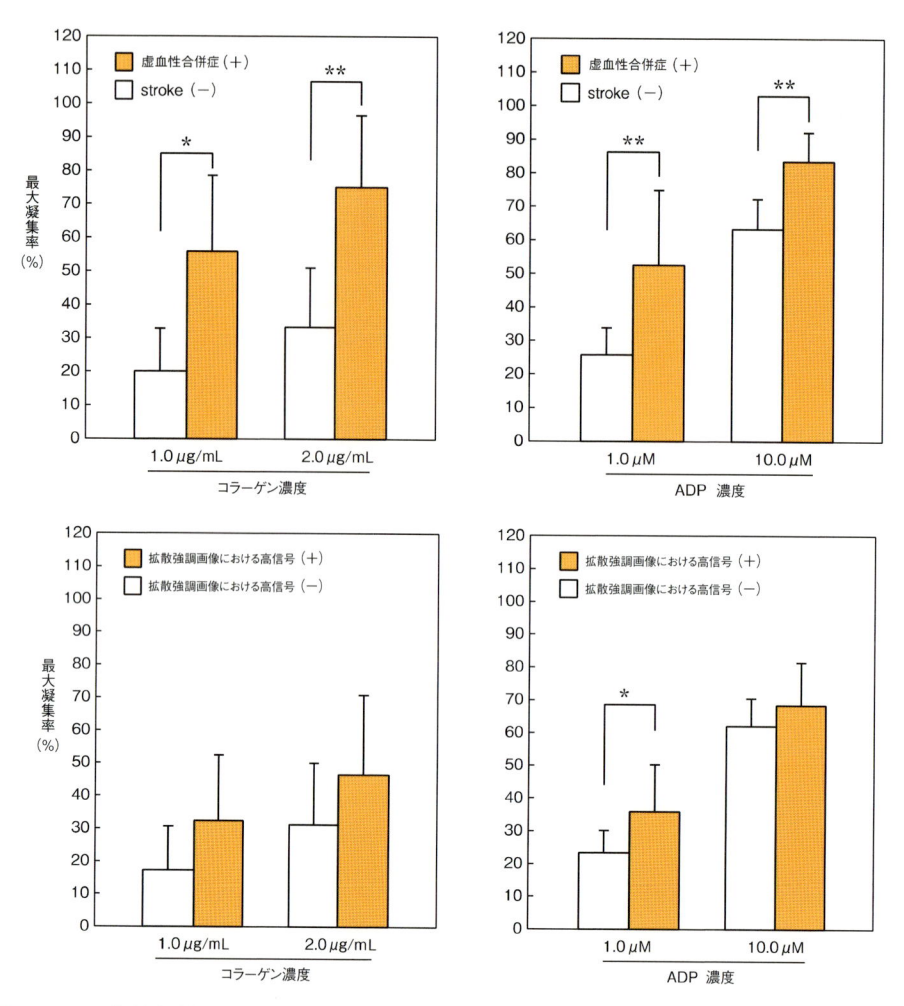

図11 CAS術前血小板凝集能と周術期虚血性合併症の検討[12)]
虚血性合併症のあった群では有意に術前の血小板凝集能が亢進していた．

　ただし，光透過法は多血小板血漿を得るために採血量も多くなること，また遠心分離・分注操作などが煩雑で時間を要する．この光透過法の最大のデメリットである「煩雑さ」を克服したVerifyNowが登場し，簡便に測定が可能となった．VerifyNowはアスピリンとクロピドグレルの薬剤効果モニタリングを目的に開発されたシステムであり，それぞれ専用のカートリッジにて測定する．アスピリンのモニタリングには凝集惹起物質としてアラキドン酸を用いたVerifyNow aspirin assay，クロピドグレルのモニタリングにはADPを用いたVerifyNow P2Y12 assayが用いられ，血液サンプル内の血小板とカートリッジ内のフィブリノーゲン固相ビーズが凝集して得られる光透過度の変化をそれぞれaspirin reaction unit=ARU, P2Y12 reaction unit= PRUと独自の値で表現する．光透過法を応用した検査法であり，従来の光透過法と高い相関性があるのはもちろん，VerifyNow P2Y12 assayでは今まで測定することができなかったP2Y12受容体の阻害率を知ることが可能である．抗血小板療法関連の大規模RCTで用いられ，その有用性が知られているが，カートリッジが高価（1件1万円程度）でランニングコストが高いことが唯一の問題点である．

頸動脈ステント留置術における周術期抗血栓療法の実情

2007年から2009年における日本国内の脳神経血管内治療に関する登録研究(JR-NET)2の結果からは，ほぼすべての症例(96.3%)において術前抗血小板薬の投薬がされ，うち76%が2剤併用，最も多い組み合わせはアスピリン・クロピドグレル(36.6%)と，前述の米国5学会の推奨がほぼ遵守されていた(表4).

表4 ステント留置術の周術期抗血小板療法の詳細[13]

		JR-NET2 (n=6,274)
なし		62 (0.9%)
あり		6,473 (96.3%)
	単剤	446 (6.6%)
	二剤	5,080 (75.6%)
	三剤	598 (8.9%)
	不明	349 (5.4%)
不明		189 (2.8%)

一方，明確な基準がないのが術後の抗凝固療法である．JR-NET2では，アルガトロバンによる抗凝固療法を行うケースが最も多かったが，抗凝固療法をまったく行わないとするケースも37%と，実情は施設によりさまざまである(表5).われわれはアルガトロバンの48時間持続静注をルーチンとしている．

表5 ステント留置術の術後抗凝固療法の詳細[13]

		JR-NET2 (n=6,274)
なし		2,017 (36.9%)
あり		3,257 (59.6%)
	ヘパリン	1,160 (21.2%)
	アルガトロバン	2,089 (38.3%)
	オザグレル	154 (2.8%)
不明		188 (3.4%)

文献

1) Schmidt A, et al.: J Am Coll Cardiol 2004; **44**: 1966-1969.
2) Bijuklic K, et al.: J Am Coll Cardiol 2012; **59**: 1383-1389.
3) Montorsi P, et al.: J Am Coll Cardiol 2011; **58**: 1656-1663.
4) Serruys PW, et al.: N Eng J Med 1991; **324**: 13-17.
5) Shömig A, et al.: N Eng J Med 1996; **334**: 1084-1089.
6) McKevitt FM, et al.: Eur J Vasc Endovasc Surg 2005; **29**: 522-527.
7) Dalanis I, et al.: Cardiovasc Intervent Radiol 2006; **29**: 519-521.
8) Bates ER, et al.: J Am Coll Cardiol 2007; **49**: 126-170.
9) Mehta SR, et al.: Lancet 2001; **358**: 527-533
10) Markus HS, et al.: Circulation 2005; **111**: 2233-2240.
11) Takigawa T, et al.: J Vasc Surg 2010; **51**:51-56.
12) 榎本由貴子，他: JNET (脳神経血管内治療) 2008; **2**: 207-211.
13) Enomoto Y, et al.: Neurol Med Chir (Tokyo) 2014; **54**: 9-16.

(榎本由貴子)

Ⅰ 頚動脈ステントにおけるトラブル

Case10 末梢塞栓を来した

症例

1 現病歴

　70歳代男性．歩行障害を主訴に近医を受診．MRAにて左総頚動脈（CCA）狭窄を指摘され（図1），当科に紹介された．狭窄は比較的高度であったが，脳血流検査では安静時脳血流，脳循環予備能ともに保たれていた．プラーク評価（MRI Black Blood法，頚動脈超音波検査）にて安定プラークが示唆されたため，頚動脈ステント留置術（CAS）を計画した．

2 術前検査と評価

● MRA（図1）

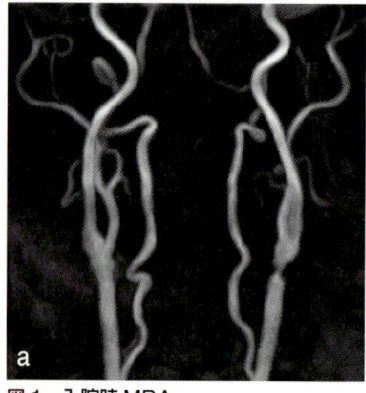

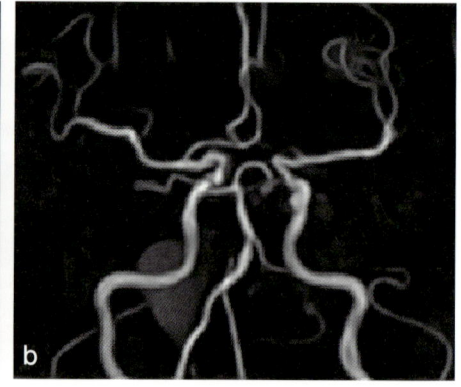

図1　入院時MRA
a：頚部，b：頭部

3 血管内治療

　右大腿動脈に9 Fr，左大腿動脈に4 Frシース，右大腿動脈に4 Frシースを留置した．ガイディングカテーテル（9 Fr OPTIMO）を左CCAに誘導し，ヘパリンを投与し，ACT 250～300秒を維持した．GuardWireを外頚動脈（ECA）に誘導し，CCAとECAを閉塞し，さらにガイディングカテーテルに静脈へのフィルターを接続してreversal flowとした．

　バルーン（Aviator 5×30 mm）で前拡張を行い，ステント（PRECISE 10×30 mm）を留置した．造影を行うと，十分な拡張が得られており，後拡張は行わずに終了した（図2）．

使用したデバイス
ガイディングカテーテル：9 Fr OPTIMO 90 cm
ワイヤー：GuardWire
ステント：PRECISE 10 × 30 mm
バルーンカテーテル：Aviator 5 × 30 mm

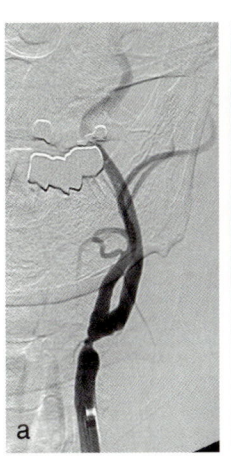

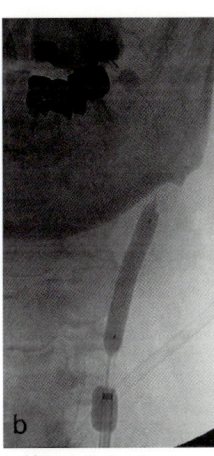

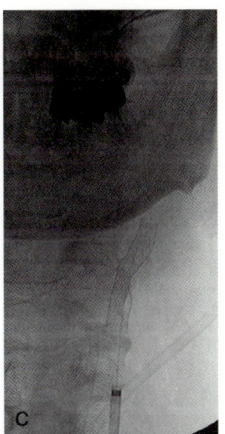

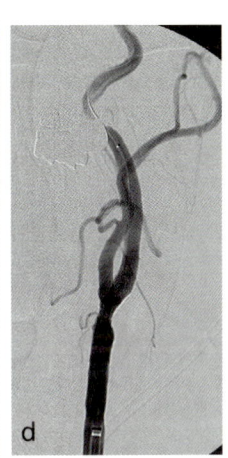

図2　proximal protection 法による CAS
a：ガイディング留置後，b：PTA，c：ステント留置後，d：最終造影

トラブル発生！

頭蓋内の確認造影を行ったところ，中大脳動脈（MCA）末梢部に閉塞を認めた（図3）．

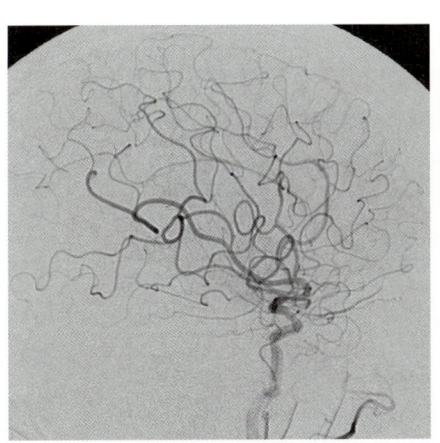

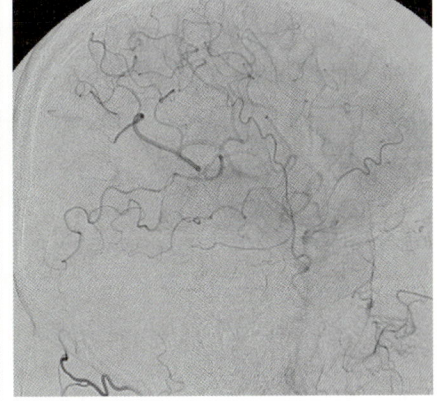

図3　ステント留置後の頭蓋内血管造影

あなたなら　どうする？

トラブルシューティング法

CASは末梢塞栓を来しやすい手技である．このため最終造影時に，必ず頭蓋内血管を確認する必要がある．この場合，動脈相のみを見るのではなく，動脈後期相から静脈相までしっかりと観察し，末梢閉塞を見逃さないようにすることが重要である．

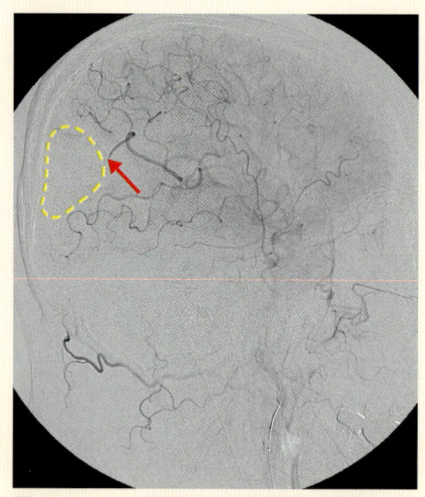

図4　ステント留置後の造影（動脈後期相）
閉塞血管（赤矢印）と無灌流領域（黄色点線）．

末梢塞栓を認めた場合の対処法については以下のものがある．

❶経過観察

無症状の場合に選択されることが多い．ただし，症状の確認には注意が必要である．術中患者はシーツで覆われており，鎮静薬が投与されていることもあるため，術者は正確に判定できないことが多いからである．このため末梢塞栓を確認した時点で術者が手を下ろすか，別の医師が神経学的診察を行う必要がある．この場合，軽度の麻痺や言語障害を見逃さないようにしなければならない．初期は軽症であっても徐々に進行することがあるためである．

❷血栓回収療法

中等度以上の症状を有する場合に選択される．最近ではPenumbraシステムを用いて比較的末梢の塞栓も吸引が可能となっている．近位（ICA−M2）であればステント型血栓回収デバイス（Solitaire FR, Trevo ProVue）が安全に使用可能である．CASの術中はDAPTに加え，ヘパリンが投与されていることが多いので，出血合併症を来さない戦略が重要である．

❸血栓溶解療法

血栓回収が行いにくい末梢血管や屈曲病変の場合に選択される．出血合併症を来しやすい方法であるため，無症候性病変の場合には，慎重な適応が望ましい．

❹ 外科的手術

開頭による血栓回収療法やバイパス術が候補となる．症状が比較的重篤であり，上記の治療が適応できないか無効であった場合に考慮される．DAPT の投与下で行うことになるため，開頭術自体の出血合併症が多くなるが，重症例では最終手段として考慮されるべきである．

④ 実際の治療手技と経過

本症例では閉塞部位が遠位であり無症候であったため，追加治療は行わないこととした．術前からの DAPT を継続し，アルガトロバンを 2 日間投与して経過観察した．

⑤ 術後経過

その後も神経学的な脱落所見なく経過し，術翌日の MRI 拡散強調画像(図5)でも小梗塞を認めるのみであった．術後 3 日で独歩自宅退院し，フォローアップ検査(図6)でも梗塞巣は限定的であった．

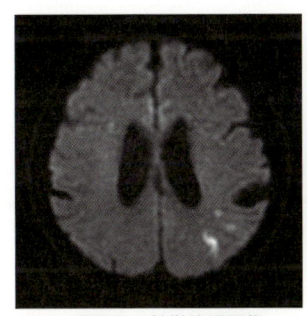

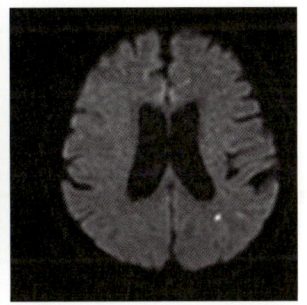

図5　術翌日の拡散強調画像
後分水嶺領域に多発性小梗塞を認める．

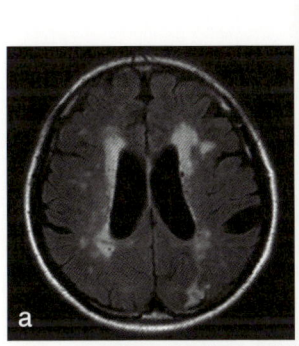

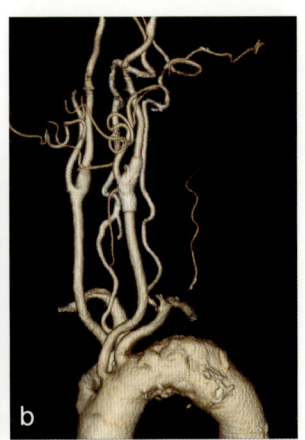

図6　3 か月後の MRI(FLAIR)(a)および 6 か月後の CTA(b)
FLAIR にて左後分水嶺領域に限局した梗塞巣を認める．頸部 CTA ではステント留置部に異常を認めない．

(林　克彦)

さらに極める！ 頭蓋内血管の基本

　CASの術中・術後合併症として末梢塞栓症が起きる可能性がある．術中または術後早期に塞栓症と診断できれば，血管内治療で再開通させることが可能であるが，時間が経過してしまうと脳梗塞が完成し，治療による出血率も上がるため対応困難となる．虚血性疾患の治療は一般的に局所麻酔下に施行することが多く，神経学的所見からどの血管に塞栓症が起きたかを術中にある程度予測することができる．しかし術中は清潔シーツを掛けたままの状態でもあり，しっかりと診断しないと見逃す可能性がある．病棟帰室後，頻回にベッドサイドで症状を確認することは早期発見に直結する．
　本項目では頭蓋内血管の基本的な解剖と，閉塞時の症状について概説する．

頭蓋内血管の基本的解剖

　血管造影と模式図を提示する（図7，図8）．提示画像は後方循環が前方循環からの血流を受けているパターン（胎児型：fetal type）であり，内頚動脈の治療で後大脳動脈（PCA）領域の塞栓症が起こりうるタイプである．頭蓋内血管には様々なバリエーション（変異）が存在するが，その詳細はここでは割愛し，一般的な解剖について掲載する．

1）前大脳動脈（ACA）

　内頚動脈先端部（IC top）から分岐し，視交叉の上方を水平に通り（A1），前交通動脈（Acom）を介して対側A1とつながる．その後，A2となって大脳半球間裂を上行する．

2）中大脳動脈（MCA）

　IC topから分岐し，シルビウス裂内を走行し（M1），島皮質表面を通過する（M2）．

3）内頚動脈（ICA）

　内頚動脈は頚動脈管内を走行し，破裂孔から頭蓋内に進入する．その後さらに上行し，海綿静脈洞内に進入する．海綿静脈洞内を前方に進んだ後，後上方に屈曲し硬膜を貫通し，くも膜下腔に入る．その後は近位から順に眼動脈（OphA），後交通動脈（PcomA），前脈絡叢動脈（AchoA）が分岐する．眼動脈の中枢閉塞では症状が生じることは少ないが，末梢の網膜中心動脈が閉塞すると失明の危険がある．

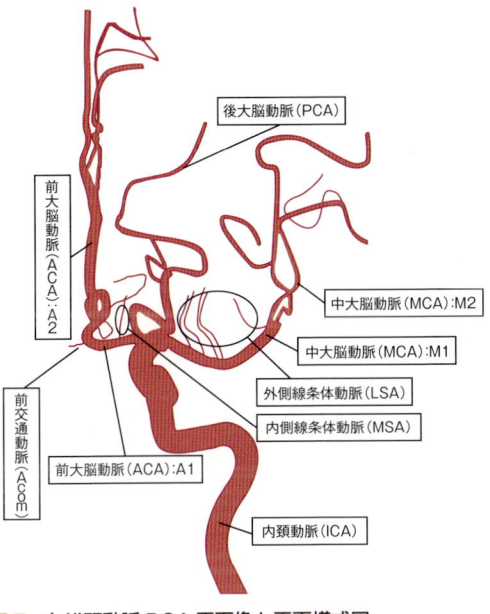

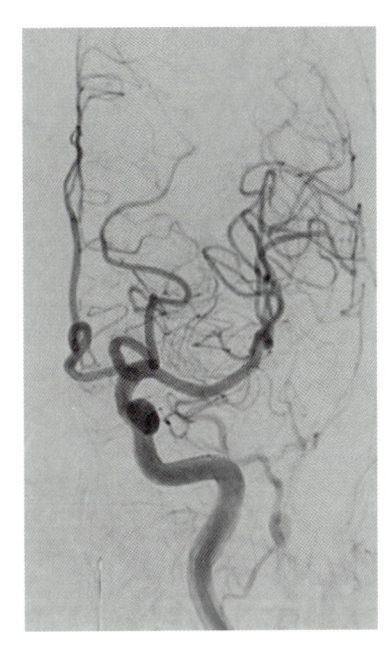

図7　左総頸動脈 DSA 正面像と正面模式図

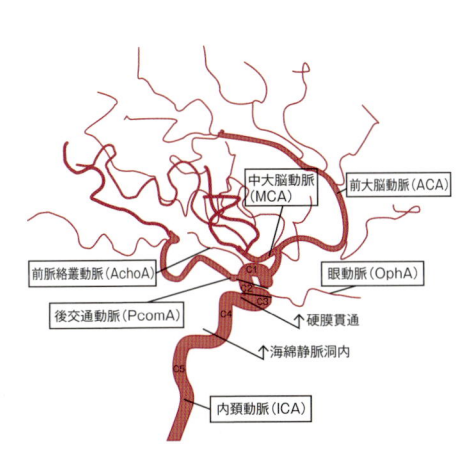

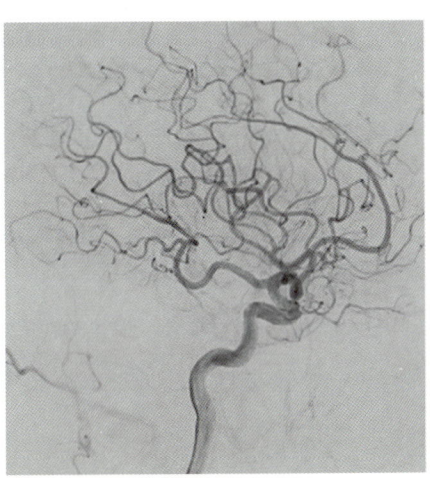

図8　左総頸動脈 DSA 側面像と側面模式図

● 血管支配領域と神経局在

　Willis 動脈輪を構成する血管と各主幹動脈および血管穿通枝の模式図とその閉塞時の症状を図9，表1にまとめた．Willis 動脈輪は主幹動脈閉塞時に側副血行路として機能する．

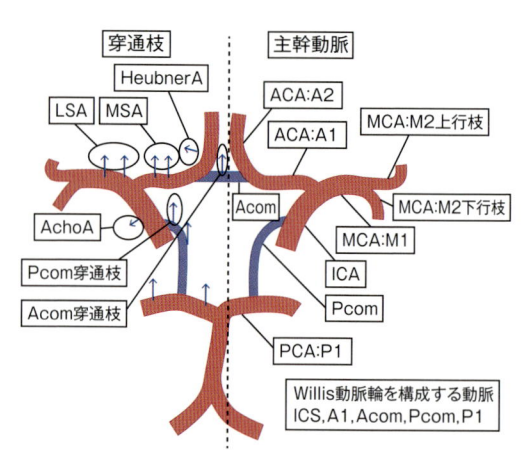

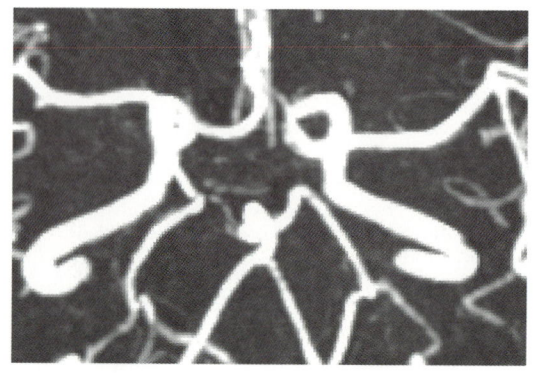

右内頚動脈 fetal type、右 P1 低形成、左 Pcom 無形成、左 A1 低形成症例の MRA

図9 各主幹動脈と穿通枝の模式図と MRA

表1 前方循環主幹動脈からの穿通枝

主幹動脈	穿通枝	分岐血管梗塞症状
C1	AchoA	対側麻痺（下肢優位），一側感覚脱失，半盲（von Monakow syndrome）
A1	MSA	対側麻痺（上肢優位），顔面舌の麻痺，失語症（優位半球）
A1-A2	Heubner A	対側麻痺（上肢優位），顔面舌の麻痺，失語症（優位半球）
Acom	Acom 穿通枝	電解質異常，内分泌障害，自律神経症状，記憶障害，性格変化
M1	LSA	対側麻痺（上肢優位），顔面舌の麻痺，構音障害，知覚障害
M2	M2 穿通枝	対側麻痺
Pcom	Pcom 穿通枝	自律神経症状，気分変調，妄想，認知障害，精神症状

AchoA は後脈絡叢動脈と吻合があるため，閉塞時の梗塞巣は後脈絡叢動脈との灌流バランスによって決まる

　MR 拡散強調画像軸位断画像と模式図にて一般的な血管支配領域を図示した（**図10**）．

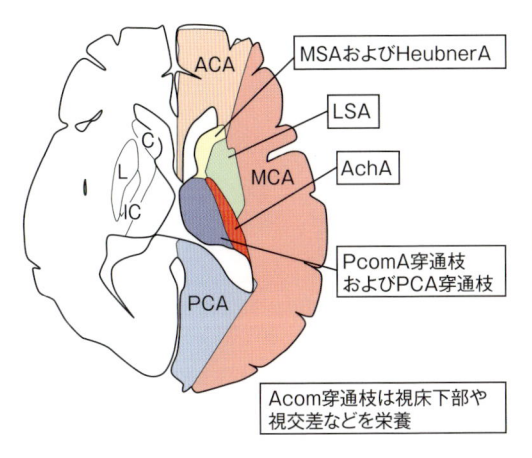

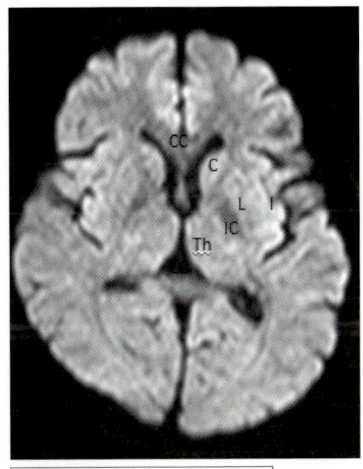

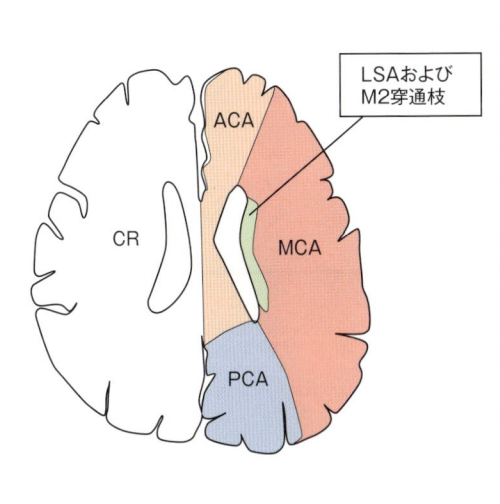

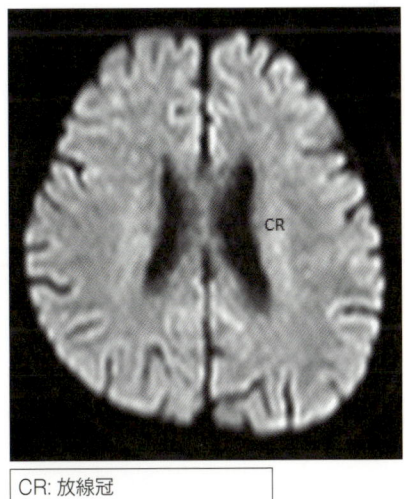

図10 一般的な血管支配領域

次に皮質領域を灌流する前方循環皮質枝とその閉塞時の症状を皮質領域の機能分布と併せて図示した（図11, 図12）.

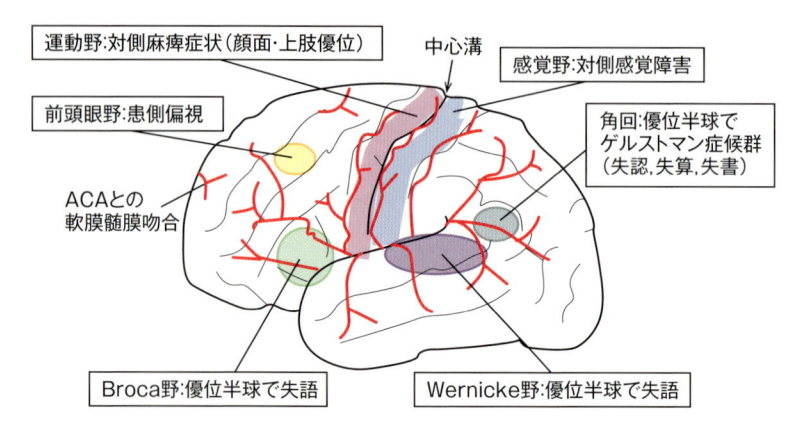

図11 中大脳動脈(MCA)皮質枝の灌流領域と閉塞時の症状(左脳外表面模式図)
MCA 皮質枝では ACA, PCA との軟膜硬膜吻合を介した灌流があるため, MCA の塞栓閉塞時に起きる皮質領域梗塞巣は MCA/ACA/PCA の灌流バランスによって決まる.

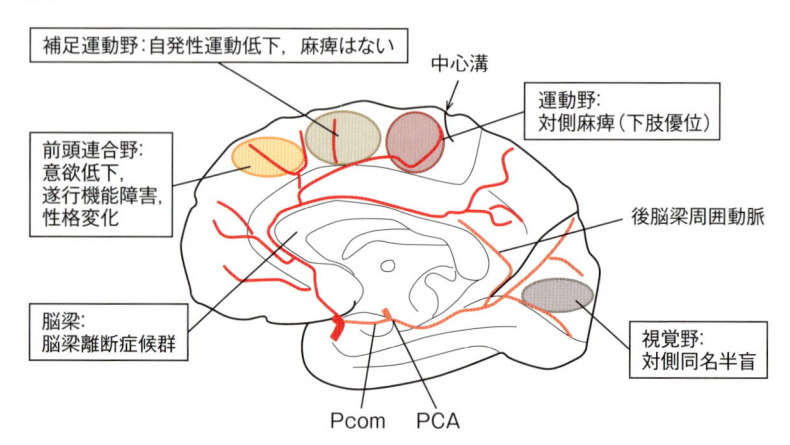

図12 前大脳動脈領域(ACA)皮質枝の灌流領域と閉塞時の症状(右脳内側面模式図)
ACA 皮質枝では MCA 皮質枝との軟膜硬膜吻合を介した灌流がある. また大脳半球間裂脳梁上部では後大脳動脈分岐血管(後脳梁周囲動脈)と吻合があり, ACA の塞栓閉塞時に起きる皮質領域梗塞巣は ACA/ MCA/ 脳梁膨大部動脈の灌流バランスによって決まる.

　各種血管閉塞時に生じうる症状について概説した. 血管閉塞時に生じる梗塞巣の範囲は血栓の量や質, 大きさなどにも依存する. 実際の臨床では, 閉塞血管も単独とは限らず, 多彩な複合的症状が出現する. それぞれの側副血行路や隣り合う灌流領域とのバランスによって梗塞巣が決定されるため, 術前の MRA や術前血管造影における主幹動脈評価は必須である.

〔立林洸太朗〕

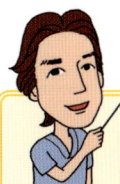

Dr. 吉村のワンポイントアドバイス

CASにおける準備
CASは比較的安全な治療とされますが，急性閉塞などの事態に備えて，下記薬剤とデバイスなどの準備をしておくことが重要です．

❶ ロングワイヤーと他のガイディングシステム
　ガイディングカテーテルの誘導困難時に備えて，入れ替え用のロングワイヤーを準備しておきましょう．また予定したシステムで誘導できない場合のために上腕動脈用のシースや他のガイディングシステムも準備しておくとよいでしょう．

❷ 小径のステント
　ステント留置後，遠位に解離などを生じた場合に小径のステントがないと閉塞を回避できません．保険適応となる自己拡張型のステントでは錐体部以遠に誘導が困難です．このため，動脈瘤塞栓用のステント (Enterprise, Neuroform) や冠動脈用のステントを用意しておきましょう．

❸ GuardWire
　ステント内に逸脱したプラークや血栓をバルーンで破砕する場合には，フィルターデバイスでは不安があります．その点，GuardWireであればシステムを入れ替えず，ガイディングカテーテルから挿入できますし，完全な血流遮断が可能です．

❹ 再開通デバイス
　CAS中の遠位塞栓は稀ではありません．頭蓋内血管が閉塞した場合には再開通デバイスが必要な事態もあり得ます．その際，閉塞部位や使用しているガイディングシステムによって適したデバイスは異なります．できればPenumbraシステムとステント型デバイスを用意しておきたいところです．

❺ 血栓溶解薬
　血栓症が起きたときのためにウロキナーゼなどの血栓溶解薬も必要です．
　これ以外にも昇圧や不整脈に用いる薬剤やエダラボンをカテーテル室に用意しておきましょう．

Case11 術後に頭痛を訴えた

I 頚動脈ステントにおけるトラブル

症 例

① 現病歴

　70歳代女性．左上肢の脱力を主訴に頭部MRIを施行され，右大脳半球の多発性脳梗塞および右内頚動脈(ICA)狭窄症を指摘され，近医より紹介となった．神経学的には左上肢のみの軽度運動麻痺を認めた．糖尿病，高血圧，脂質異常症にて内服加療中である．

　入院後は，抗血小板薬ならびにアルガトロバンによる内科的治療を開始し，再発なく経過した．右症候性ICA狭窄症に対し外科的加療を企図したが，高齢であり，頚動脈ステント留置術(CAS)を選択した．

② 術前検査と評価

1)MRA(図1)

　入院時MRIでは右頚部ICAの高度狭窄を認め，TOF-MRAでは左側と比較し若干描出が不良で，側副血行が乏しいと考えられた．入院時MRIでは右大脳半球に散在性の小梗塞巣を認めた．

2)脳血流SPECT(図2)

　安静時脳血流は左右差を認めなかったが，右ICA領域にダイアモックス負荷にて高度の循環予備能低下を認めた．

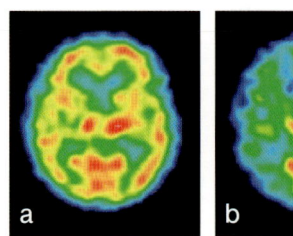

図2　術前SPECT(DTARG法)
a：安静時脳血流，b：ダイアモックス負荷時

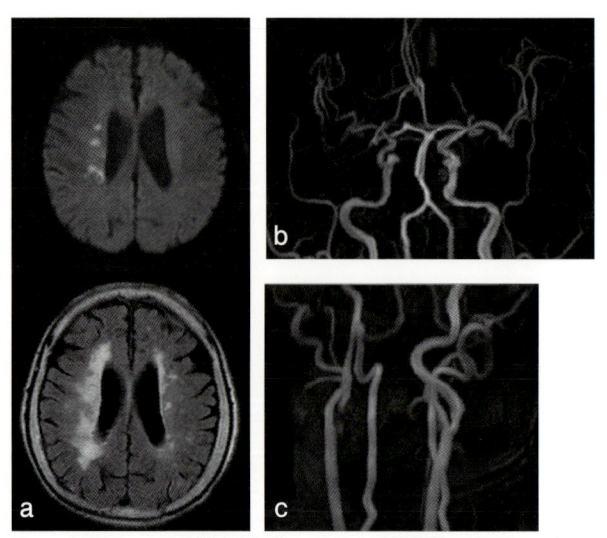

図1　入院時MRI(拡散強調画像, a)および頭頚部MRA(b, c)

3）プラーク評価

MRI（BB法）ではT1で高信号，TOFでも高信号であり，不安定プラークが疑われた．

③ 血管内治療

不安定プラークが予想されたため，proximal protection法での治療を予定した．総頸動脈（CCA）にバルーン付きガイディングカテーテル（9 Fr OPTIMO 90 cm），外頸動脈（ECA）にGuardWireを留置し，test inflationを行ったところ即座に片麻痺を生じ虚血耐性がないと診断した．このため全身麻酔下での治療を行うこととした（図3a）．OPTIMOとGuardWireによるproximal protection法にて，前拡張を3×20 mmのバルーンカテーテル（JACKAL）で行い，PRECISE 10×40 mmを留置した（図3b）．その後，4×20 mmのバルーンカテーテル（JACKAL）で後拡張を行った（図3c）．麻酔からの覚醒も良好であり，終了後の血圧は140 mmHg前後であった．

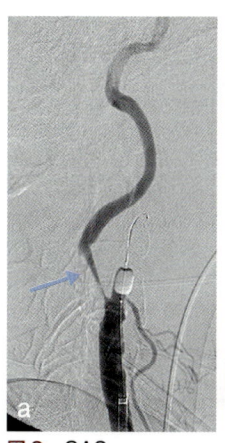

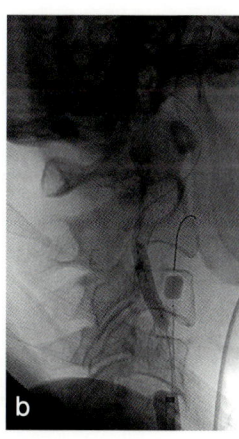

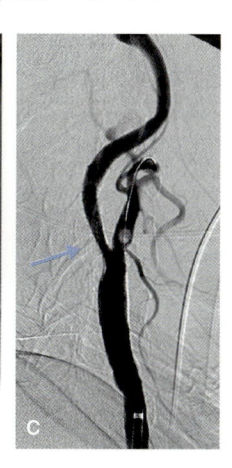

図3　CAS
a：OPTIMOとGuardWireを留置，
b：ステント留置および後拡張，c：最終造影

使用したデバイス
ガイディングカテーテル：9 Fr OPTIMO 90 cm，Carotid GuardWire PS
ステント：PRECISE 10×40 mm
バルーンカテーテル：3×20 mm，4×20 mm

トラブル発生！

病室に帰室後，1時間後に頭痛を訴え，その後，痙攣を来した．痙攣は1分間ほどで止まり，意識も回復した．緊急で行ったCTでは頭蓋内出血は認めず，血圧は144/92 mmHgであった（図4）．

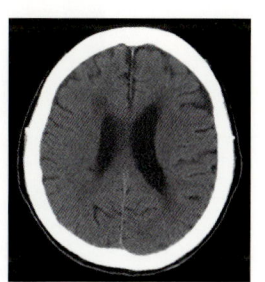

図4　頭痛，痙攣発症時の頭部CT

あなたなら どうする？

トラブルシューティング法

❶ 痙攣に対する対症療法のみ
すでに過灌流による症状を発症しており，脳出血を来す危険がある．CAS 後は抗血小板薬を 2 剤併用していることが多く，出血は致命的となりやすい．

❷ 降圧療法
頚動脈内膜剥離術(CEA)後の過灌流症候群における脳出血予防には，降圧療法が有効である．CAS 後の過灌流症候群に対する降圧療法のエビデンスは存在しないが，理論的には降圧が有効と考えられる．目標血圧値に決まったものはないが，収縮期血圧 120 〜 130mmHg 以下が一般的である．

❸ 全身麻酔下管理
理想的には，十分な鎮静と降圧を得るために全身麻酔下での管理が望ましい．期間としては SPECT や経頭蓋ドップラー（transcranial Doppler：TCD）などの評価により過灌流状態が改善するまで，およそ 1 〜 2 週間程度が一般的と考えられる．

しかし，CAS の対象となるのは高齢かつ内科的危険因子を有する症例が多く，長期の全身麻酔管理は肺炎などの感染症や，腎不全および心血管合併症などを来しやすい．

❹ 実際の治療手技と経過

本例はすでに過灌流症候群を発症しており，脳血流 SPECT(^{99m}Tc -HMPAO)では，対側比 130％ の rCBF 上昇を認めた(図 5a)．全身麻酔下に管理し，フェンタニル・ディプリバンを用いた十分な鎮静と収縮期血圧 120 mmHg 以下の降圧管理を行った．術後 5 日目の SPECT では CBF の上昇は軽度となっていたため(図 5b)，この時点で鎮静を解除し抜管した．頭部 MRI では明らかな新規病変は認めなかったが(図 5c)，左片麻痺の軽度増悪を認めた．急性期管理後，リハビリテーション病院へ転院となった．

Region CTS/pixel:
187.9/138.3 = 1.35

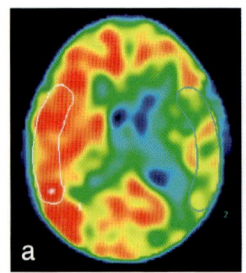

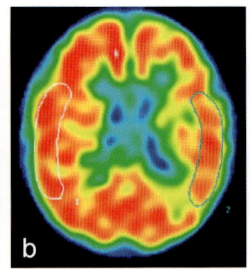

Region CTS/pixel:
297.1/283.4 = 1.04

図 5　脳血流 SPECT(^{99m}Tc -HMPAO) と MRI(FLAIR)
a：術当日，b：術後 5 日目，c：転院前の頭部

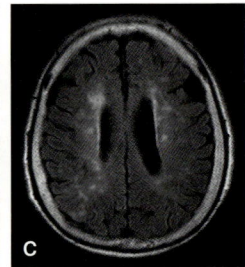

さらに極める！過灌流の予測と対応を知る

●過灌流現象（HPP）と過灌流症候群（HPS）

　頚動脈の狭窄が進行すると同側大脳半球の灌流が低下し，自動調節能により脳血管が拡張した状態となる．この状態で血行再建術により突然血流が増加すると，灌流圧が一気に増加するために過灌流となる．つまり，脳血管の自動調節能の機能不全が原因である．

　SPECT上の過灌流現象（Hyperperfusion Phenomenon：HPP）のうちの一部が実際の症候を呈し，過灌流症候群（Hyperperfusion Syndrome：HPS）となることが知られている．HPSの症状には，片頭痛様の頭痛，痙攣，大脳半球局所症状などがあるが，重篤なものは脳内出血であり，時にくも膜下出血を来す場合もある．わが国で行われた調査では，HPSはCAS施行例中，全体の1.4％に認め，脳内出血に至ったものは約半数の0.6％であり，脳内出血を来すと死亡率は約30％と報告されている．

●過灌流症候群（HPS）の予測

　その発症機序からもわかるように，CAS後のHPSハイリスク因子は，術前SPECTにおける脳血流不全である．Kakuらにより術前脳血流SPECTにおいて安静時脳血流（rCBF）が正常より20％以上低下かつ脳血管予備能（CVR）が20％以下であればハイリスクと報告されている．

●過灌流現象（HPP）の診断

　術後早期のHPPは，TCDもしくはSPECTにて診断する．確実な診断基準はいまだ存在しないが，以下の2つが代表的である．
① TCDにて，MCAのmean flow velocity（cm/秒）が術前の1.5倍を超えるもの
② SPECTにて，術前の2倍以上もしくは対側比で1.2倍を超えるもの

●過灌流症候群（HPS）の治療

　CEA後では，HPPからHPSへの進展予防に積極的な降圧療法が有効である．HPPが診断されれば，全身麻酔下に十分な降圧を行い管理する．その後，TCDまたはSPECT検査を定期的に行い，HPPが落ち着いた段階で覚醒させるという治療が一般的であろう．

　一方，CAS後のHPSは降圧しても発症を防ぐことはできないとの報告もみられ，また出血までの時間が12時間以内と短いことから，有効な治療法は確立されていない．

　以上のことから，CAS後のHPSは発症してから治療するより，発症を避けることが重要と考えられる．

●段階的血管拡張術（staged angioplasty）

　いったんHPSを来すと，その治療法は限られ，重篤な状態に陥る可能性が高くなる．そこでわれわれは高度の脳血流不全例（StageⅡ，またはそれに近い状態）に対して，

HPSを避ける戦略として段階的血管拡張術(staged angioplasty)を試みている．

本法は，初回は2.5〜3mm程度のアンダーサイズのバルーンにてPTAを行い，約2週間後に通常のCASを行うという方法である．具体的な症例を紹介する．

● 症例

70歳代男性，TIAにて発症した症候性右ICA狭窄症に対し，CASを計画した．術前のMRIでは右頚部ICA高度狭窄を認め，右MCAの信号も低下していた(図6)．術前の脳血流評価では，rCBFは対側比10%の低下を示し，ダイアモックス負荷による盗血現象を認めており，高度循環不全と考えられた(図7)．

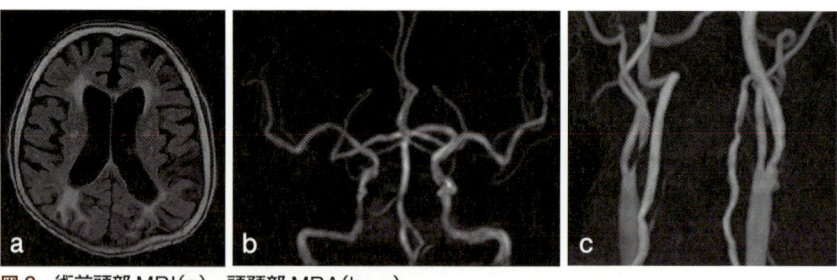

図6 術前頭部MRI(a)，頭頚部MRA(b, c)

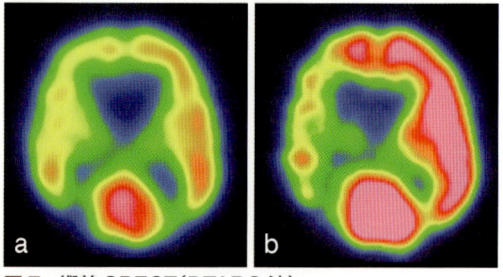

図7 術前SPECT(DTARG法)
a：安静時脳血流，b：ダイアモックス負荷時

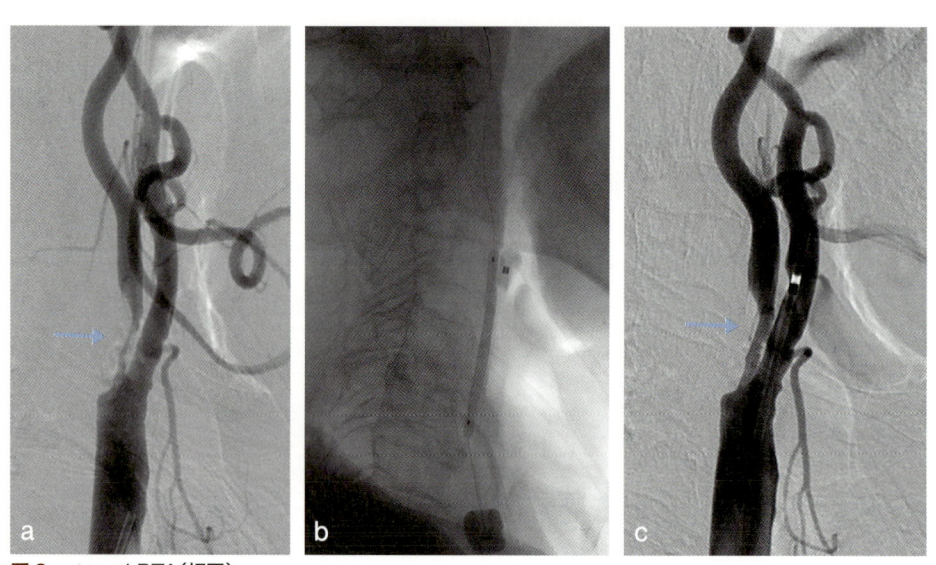

図8 staged PTA(初回)
a：術前造影，b：2.5mmのバルーンカテーテルにてPTAを行った，c：最終造影で狭窄はわずかに改善された．

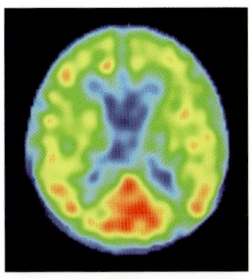

図9 PTA直後のSPECT (99mTc-HMPAO)

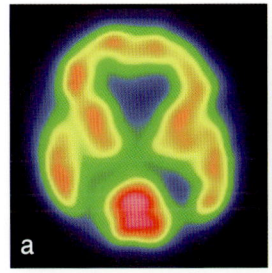

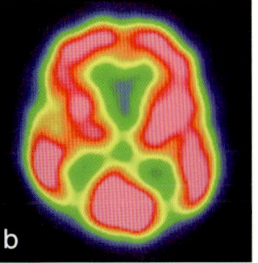

図10 術後2週間でのSPECT（DTARG法）
a：安静時脳血流，b：ダイアモックス負荷時
脳血流は著明に改善している．

初回の治療は，MO.MA ultraを使用し2.5 mmのバルーンカテーテルによりPTAを行った（図8）．術当日のSPECTでは過灌流は認めなかった（図9）．

術後2週間で脳循環予備能も改善していたため（図10），通常どおりCASを施行した（図11）．術後に過灌流現象を認めず，経過良好であった（図12）．

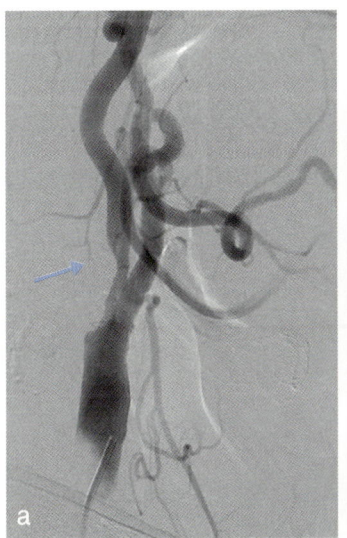

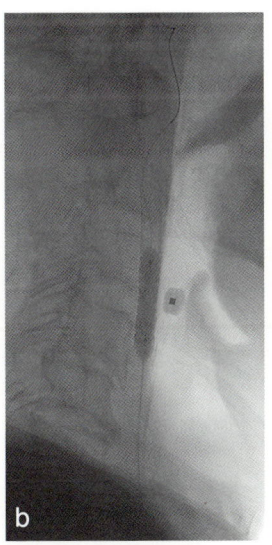

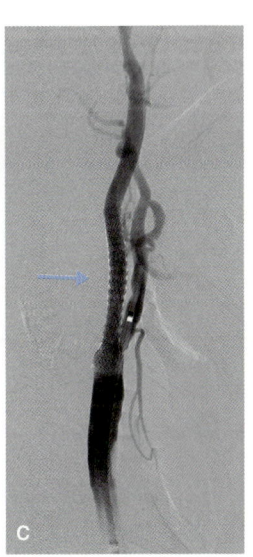

図11 staged PTA（2回目CAS）
a：術前造影，b：ステント留置後の後拡張，c：最終造影

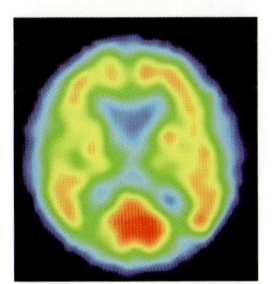

図12 CAS直後のSPECT（99mTc-HMPAO）

（高木俊範）

Case12 Ⅰ 頚動脈ステントにおけるトラブル
術後に急性閉塞を来した

症 例

① 現病歴

　　60歳代男性．右片麻痺，失語症で他院に入院となった．頚動脈超音波検査，MRAで高度狭窄を認めたため，精査加療目的で当科に紹介となった．
　　意識清明，軽度失語残存，明らかな麻痺は認めず．
　　既往症：高血圧，喫煙，脳梗塞．

② 術前検査と評価

1）術前脳血管造影（図1）

　　NASCET 90％の高度狭窄を認めた．

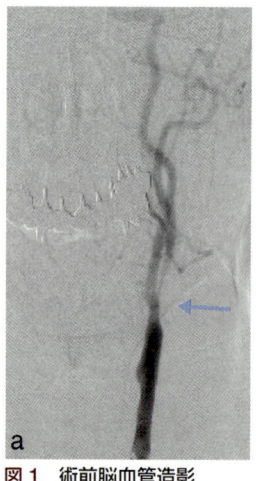

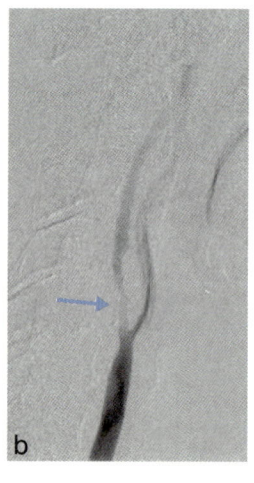

図1　術前脳血管造影
a：正面，b：側面

③ 経　過

　　症候性高度狭窄であるため，本人と相談の上，頚動脈ステント留置術（CAS）を行うこととした．アスピリン抵抗性であったため，シロスタゾール＋クロピドグレルを開始した．しかし，入院時に左下肢の疼痛，腫脹を認め，下肢静脈超音波検査で下肢静脈血栓症（DVT）と診断されたため，予定していたCASは延期し，抗凝固療法（ヘパリン，ワルファリン）を開始し，抗血小板薬をシロスタゾール1剤へ減量した．DVTは改善したため，2週間後にCASを施行した．

❹ 血管内治療

　CASは右上腕動脈経由で行った．前拡張後Wallstent 10 mm × 24 cmを留置し，バルーン（Sterling 4.5 × 2.0 mm）で後拡張を行った．治療は問題なく終了し，術後3日目にワルファリンとシロスタゾールを継続したまま，独歩で自宅退院した（図2）．

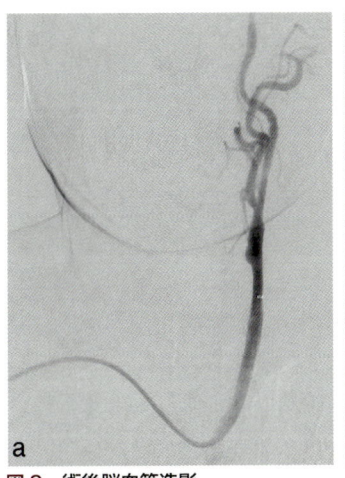

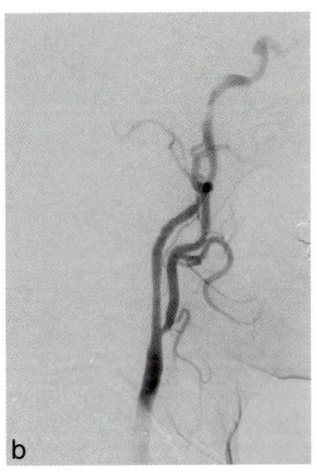

図2　術後脳血管造影
a：正面，b：側面

使用したデバイス
ガイディング：シャトル 6 Fr 80 cm
プロテクションデバイス：FilterWire EZ 3.5 × 5.5mm
前拡張バルーン：Coyote MR 3.0mm × 40 cm
ステント：Wallstent 10mm × 24 cm
後拡張バルーン：Sterling MR 5.0 × 3.0 cm

トラブル発生！

　退院2日後に右不全麻痺，失語症の増悪を認め，当院に救急搬入された．搬入時の頭部MRIと血管造影所見を示す（図3）．

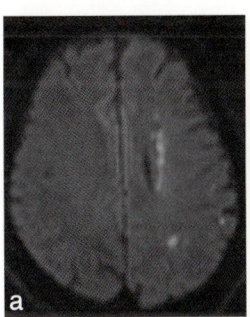

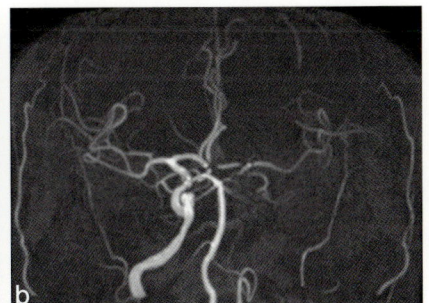

図3　頭部MRI（拡散強調画像，a），MRA（b），左総頸動脈造影（c）

あなたなら どうする？

トラブルシューティング法

❶ 保存的治療
　患者に症状がないか極めて軽い場合には保存的治療も選択肢となる．SPECT，perfusion CT／MRI などで血流評価を行い，血流の低下もなければ保存的治療，高度に低下していれば待機的な血行再建術を考慮する．

❷ 再開通療法
　患者が片麻痺や失語症などを呈している場合には，急性期再開通を試みる．プロテクションデバイスにより遠位塞栓を防ぐ工夫をしつつ，血栓の回収，破砕などによる再開通に努める．
　以下のような方法が考えられる．
　a. Penumbra による吸引
　　　4MAX を使用し，再開通を得た報告がある[1]．遠位塞栓を防ぎつつ吸引を行うことが重要である．
　b. バルーンによる破砕
　　　プラークの逸脱を認めていた場合などには本法が優先される．バルーン型のプロテクションデバイスを併用するとよい．外頚動脈(ECA)にはステント留置によりデバイスが挿入できないことが多いため，総頚動脈(CCA)にバルーン付きガイディングカテーテル(OPTIMO など)を留置し，内頚動脈(ICA)遠位にさらにもう１つのバルーン(GuardWire)を併用して治療を行うと血栓の流出を予防することができる．
　c. 局所線溶療法
　　　血栓が主体と考えられる場合には本法を優先するとよい．単なる動注では遠位，ECA に流れてしまうため，バルーン型プロテクションデバイスで血流を遮断し，ステント内に薬剤が停滞するようにすると血栓が溶けやすく，しかも総注入量を抑えることができる．

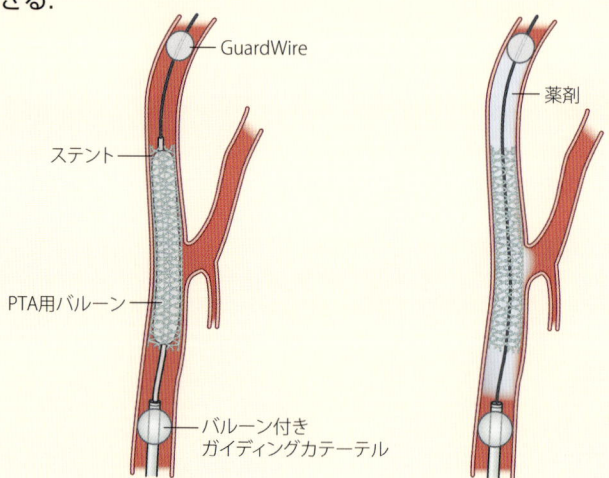

b：バルーンによる破砕　　　c：局所線溶療法

　d. 血栓回収デバイスによる再開通
　　　ステントとデバイスの干渉が懸念されるが，Penumbra は使用可能である．一方，オープンセルステントとの併用は勧められない．

e. ステントの追加
　　プラークの逸脱やステントより遠位の解離などに対しては，ステントの追加が有効である．ただし，血小板凝集能が抑制されていないと再々閉塞に陥るリスクがあるため，すぐにローディングする．
　以上のa〜eのいずれにおいても，薬剤に対する抵抗性が原因の血栓症が主体なのか，プラークの突出などが原因なのか，よく調べながら対応することが重要である．

⑤ 実際の治療手技と経過

　搬入後も意識障害と右麻痺が進行したため，緊急で再開通療法を施行した．
　まず抗血小板薬プラビックス®600 mg，バイアスピリン®200 mgを追加した．次にバルーン付ガイディングカテーテル（9 Fr OPTIMO）と遠位ICA内にGuardWireを誘導してproximal + distal protectionが行えるようにした．まず，CCAのバルーンをインフレートし用手的にシリンジで吸引したが，血栓は吸引できなかった．次に近位および遠位のバルーンをともにインフレートし，ウロキナーゼ12万単位を経動脈的に投与した．数分間，ウロキナーゼをステント内でプールさせてから吸引したところ再開通を得たが，ステント内に血栓を多量に認めた．このため，何度かPTAを追加したが，すぐに血栓が出現してくるため，注射用オザグレルナトリウム20 mgをウロキナーゼと同様の手技で経動脈的に投与したところ，その後は血栓の形成を認めなかった（図4）．

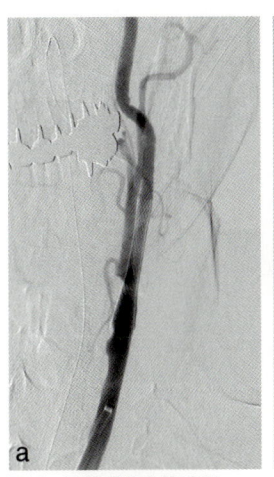

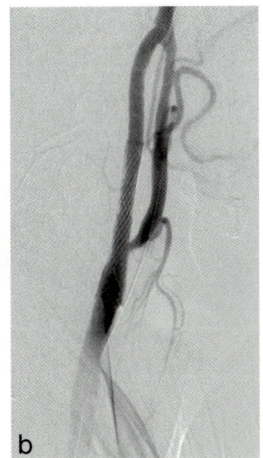

図4　再開通後血管造影
a：正面，b：側面

使用したデバイス
ガイドワイヤー：Carotid GuardWire PS
オクリュージョンバルーン：9 Fr OPTIMO
薬剤：ウロキナーゼ，オザグレルナトリウム

さらに極める！　急性閉塞を避けるには

　急性期のステント閉塞症を来した症例の大部分がアスピリン耐性，クロピドグレル抵抗性が関係していたと報告されている[1]．冠動脈ステント留置の周術期にはヘパリン単独もしくはアスピリン，ワルファリン併用療法と比較し，アスピリンとチクロピジン併用療法が，血栓形成予防により効果的である[2]．CAS対象例においても，近年，抗凝固薬を内服している症例が増加しており，参考にすべきである．心房細動を有する症例においては，CAS周術期から慢性期に至るまでは抗凝固薬に加え抗血小板薬を2剤投与すべきかもしれない．もちろん術後は出血合併症が懸念されるため，通常3か月とされる投与期間を短縮する方針をとることとなろう．このような場合にこそ血小板凝集能を測定する必要があると考えられる．

　ステント留置直後にプラーク突出を認めた場合，突出が軽度の場合はまず観察する．15分から30分経過をみて，突出の進行がないか観察する．その間，急性閉塞などを来した場合にすぐに対処できるように，leison crossしている場合はガイドワイヤーを絶対に抜去しないようにする．ワイヤーが挿入されていない場合は，すぐにlesion crossして遠位の真腔を確保しておく．プラークの突出が進行しない場合はいったん，手技を終了し，翌日に血管造影検査で確認することが多い．プラークの突出が進行する場合や，ステント留置後にプラークの突出が明らかな場合は，バルーン型のプロテクションデバイスを併用し，まずPTAを追加する．Long inflationで，しっかりプラークを圧着させ，吸引カテーテルでしっかり内部を吸引する．プラークの突出が改善した場合は終了するが，プラークの突出が改善しない，もしくはこれにより進行してくるケースではもう一枚ステント（Wallstent）を追加することが多い．

● 文献
1) Leon MB, *et al.*: *N Engl J Med* 1998; **339**: 1665-1671.
2) Masuo O, *et al.*: *Neurol Med Chir (Tokyo)* 2006; **46**: 495-499.

（内田和孝）

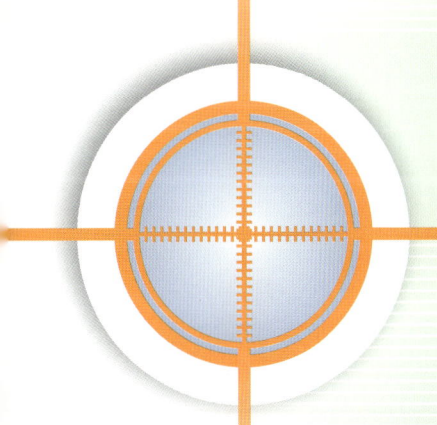

II 急性閉塞におけるトラブル

Case13 閉塞部にアクセスできない

Ⅱ 急性閉塞におけるトラブル

症例

１ 現病歴

60歳代男性．心不全で近医加療中．心房細動に対して新規抗凝固薬（non-vitamin K oral anti-coagulant：NOAC）の内服が行われていた．午前3時半頃より右手の違和感が出現，その後失語と右片麻痺が出現したため，当院へ救急搬送された．

２ 術前検査と評価

● MRI，MRA

当院搬送時のNIHSSは13点．右片麻痺と重度の失語症状を認めていた．

頭部MRIでは，拡散強調画像にてInsula（島皮質），M2，M5に淡い高信号域を認め（図1），ASPECTS-拡散強調画像は7/10点．MRAでは左中大脳動脈（MCA）M2の閉塞を認め（図2），FLAIRでもintra arterial signalを認めていた（図3）．

当院搬入時，すでに発症より4時間半が経過しており，rt-PA静注療法は施行できず，緊急で血管造影を行うこととした．

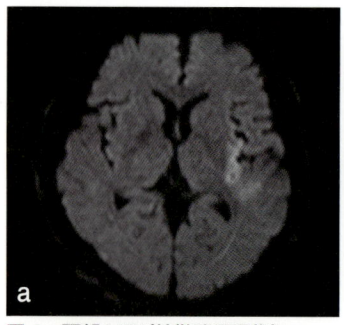

図1 頭部MRI（拡散強調画像）
a：M2に高信号域，b：M5に高信号域

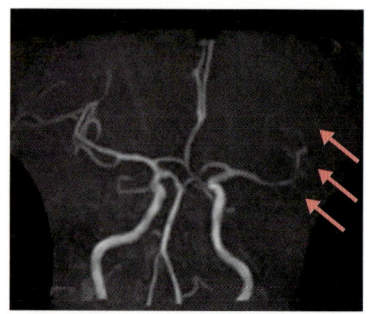

図2 MRA
矢印は左中大脳動脈の閉塞部．

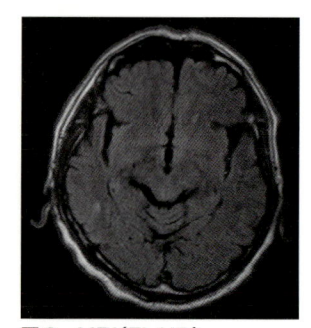

図3 MRI（FLAIR）

③ 血管内治療

血管造影にて左 M2 の閉塞を認めたため（図4），血管内治療に移行した．9 Fr ロングシースを留置し，9 Fr OPTIMO を左内頸動脈（ICA）に誘導しマイクロカテーテルを閉塞部へ誘導しようとした．

> **使用したデバイス**
> シース：9 Fr ラジフォーカスイントロデューサー 25 cm
> ガイディングカテーテル：9 Fr OPTIMO 90 cm
> マイクロカテーテル：Trevo micro
> ガイドワイヤー：CHIKAI 18

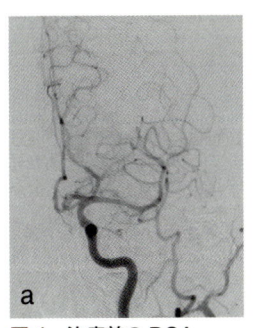

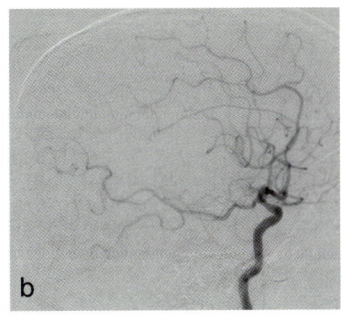

図4　治療前のDSA
a：正面像，b：側面像

トラブル発生！

ガイドワイヤー（CHIKAI 18）で閉塞部を選択しようとするが，オリエンテーションがつかず，閉塞部にアクセスできない（図5）！

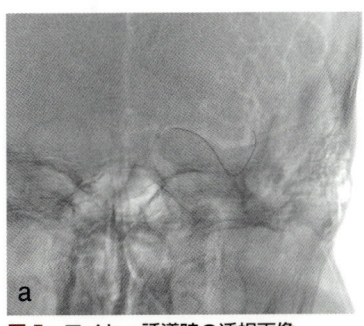

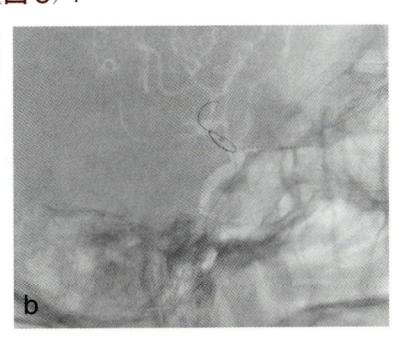

図5　ワイヤー誘導時の透視画像
a：正面像，b：側面像

あなたなら　どうする？

トラブルシューティング法

❶ 3D-DSA を行い，ワーキングアングルを変える

通常の血管造影の角度では分岐部が重なってよく見えない場合は，分岐部がよく見える角度に変更することで閉塞部へのアプローチが行いやすくなる場合がある．

3D-DSA を行うと閉塞部が確認できることが多い．その結果を元に適切なワーキングアングルを作成するとよい．

❷ ガイドワイヤーを変える

ワイヤーが挿入できても血管の分岐などでマイクロカテーテルが引っかかり追従しない場合には，より太いガイドワイヤーへと変更し，カテーテルとの段差を少なくすることで追従しやすくなる．

また，血管の走行や分岐角度により誘導が困難な場合には，プリシェイプやマニュアルシェイプのガイドワイヤーを選択，変更することで，目的の血管へのアプローチが可能となる場合もある．

❹ 実際の治療手技と経過

3D-DSA を行い（図6），閉塞部の血管走行を確認したうえでワーキングアングルを再設定したところ，閉塞部が確認できた（図7）．さらに，ガイドワイヤーを GT 16 ダブルアングルに変更することで，目的の M2 inferior trunk の選択が可能となった．

閉塞部の遠位へ再灌流用カテーテルを誘導し，ガイディングカテーテルと再灌流用カテーテルから同時造影を行い，閉塞部分の確認を行った後に Trevo 4 × 20 mm を閉塞部へ展開した（図8）．展開後，immediate reperfusion が得られ，5 分待機した後に Penumbra 5MAX を M1 近位に待機させ，吸引を行いながらゆっくり Trevo を回収したところ，TICI 2b の再開通が得られた．

さらに閉塞が残存した M3 へ Penumbra 3MAX を誘導し，Forced suction technigue で血栓を回収し，完全再開通（TICI 3）が得られた（図9）．

使用したデバイス
シース：9 Fr ラジフォーカスイントロデューサー 25 cm
ガイディングカテーテル：9 Fr OPTIMO 90 cm
マイクロカテーテル：Penumbra 5MAX，Penumbra 3MAX，Trevo micro
ガイドワイヤー：CHIKAI 18, GT 16 ダブルアングル
再開通デバイス：Trevo 4 × 20mm

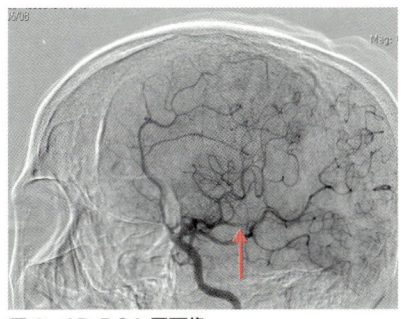

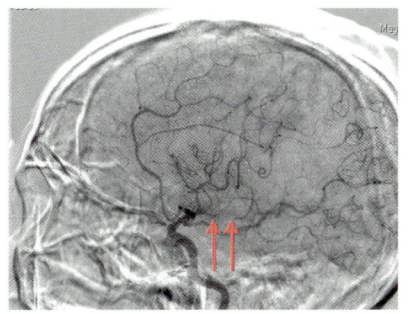

図6　3D-DSA 元画像

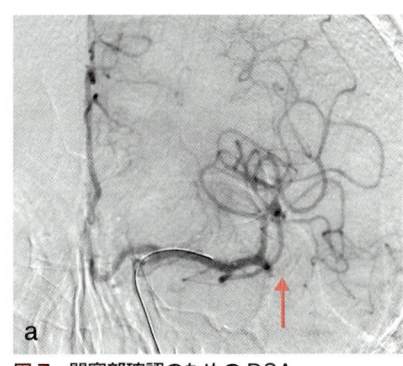

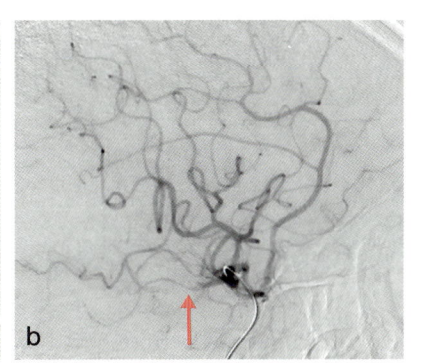

図7　閉塞部確認のための DSA
a：正面像，b：側面像

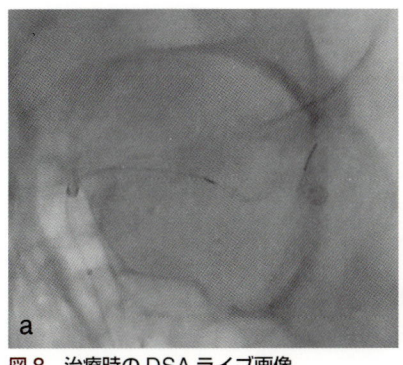

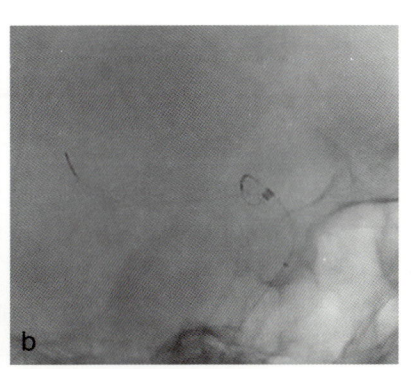

図8　治療時の DSA ライブ画像
a：正面像，b：側面像

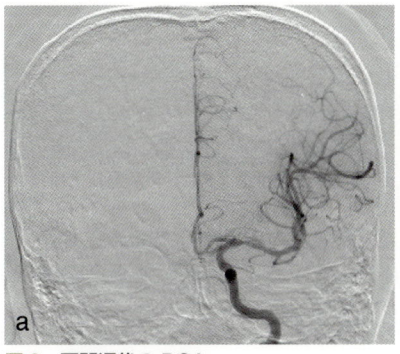

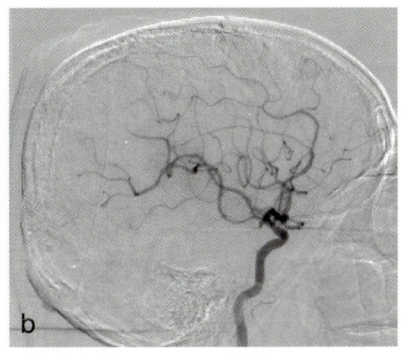

図9　再開通後の DSA
a：正面像，b：側面像

Ⅱ　急性閉塞におけるトラブル

⑤ 術後経過

術翌日より麻痺は消失，軽度の失語は残存したが，コミュニケーションは可能な程度となった．退院時 NIHSS 1 点，mRS 2 点であった．

🔍 未然に防ぐコツ

再灌流用カテーテル誘導の際に重要なことは，ガイドワイヤーや再灌流用カテーテル間の段差をなるべく少なくすることである．

また，再灌流用カテーテルを誘導する際にガイディングカテーテルが落ちてしまう場合には，ガイディングカテーテルのバルーンを膨らませてアンカーにすると Penumbra 5MAX のような太い再灌流用カテーテルでもスムーズに誘導できる．

また，蛇行した血管へアプローチするには，血管の走行を確認することが重要である．本症例のように血管の走行が確認できない場合には，3D-DSA などを行い，血管の走行を確認したうえでアプローチを行うことも考慮する．

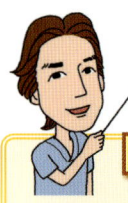

Dr. 吉村のワンポイントアドバイス

時間短縮の工夫

血栓回収療法においては，迅速な治療が求められます．前の項で，カテーテル技術の向上について述べました．しかし，発症から再開通までの時間には他の要素も多くかかわります．❶発症から病院到着まで（Onset to Door），❷到着から画像診断まで（Door to Picture），❸画像診断から動脈穿刺まで（Picture to Puncture），❹穿刺から再開通まで（Puncture to Reperfusion）の4つに分けて考えてみます．

❶ 発症から病院到着まで（Onset to Door）：周辺地域に知らせよう！

まずは自分たちが血栓回収療法を行っていることを知ってもらわないと始まりません．患者さんやその家族，周辺のクリニックや病院，そして救急隊の皆さんにも自分たちが血栓回収療法をしていることを知らせましょう．

❷ 到着から画像診断まで（Door to Picture）：分業して同時進行しよう！

この治療で人手が最も必要なのは患者さんが到着した直後です．初療を担当する人，家族に問診をする人，rt-PA を準備する人，カテーテル室を準備する人が必要なのです．これを一人でしていてはどんどん遅くなってしまいますので，数名で分担し，同時進行する必要があります．rt-PA やカテーテル室の準備は医師でなくてもできますし，簡便に準備できるようにセットを作っておくとよいと思います．緊急血管内治療セットがあれば，封を切るだけで済みます．

❸ 画像診断から動脈穿刺まで(Picture to Puncture)：必要な画像に絞ろう！

　CTだけでrt-PAを開始する，MRIは拡散強調画像とMRAを先に行うといった工夫で次の準備が早くなります．MRIかCTのどちらかに絞ることで時間短縮が可能です．それぞれ条件を絞って行い，迅速にカテーテル室に移動しましょう．私たちは前医でMRIが行われている場合にはCTも省略して，アンギオ機器のCT-like imageで出血がなければ治療を開始するようにしています．

❹ 穿刺から再開通まで(Puncture to Reperfusion)：治療医の腕の見せ所！

　どうやって早く開通させるか？　症例によってベストの方法はさまざまです．いずれの方法においても，まずよい土台を作ること(ガイディング)が重要です．デバイスが入るギリギリのサイズのガイディングではたいてい失敗します．動脈硬化が強い場合，ステントリトリーバー用の硬めのマイクロカテーテルやPenumbraバルーンを使うこの治療ではガイディングが脱落してしまうからです．

　さてICAやM1Pならステントのみで治療可能ですが，M1D-M2はPenumbra 5MAX(または4MAX)をM1まで誘導し，そのままADAPTにするか，小径のステント型デバイスを併用するかを判断します．M3やACAにはPenumbra 3MAXを使うことが多いのですが，そもそも治療するかどうかをよく考えるべきです．

　当院ではデバイスの準備を迅速化するため，再開通セットをそろえた移動可能カートを作り(図)，カテーテル室内に備えています．このように，病院全体で治療の迅速化に取り組むことが重要です．

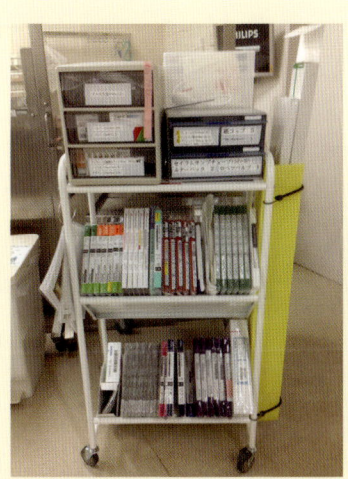

図　再開通セットカート

さらに極める！　再開通用ガイディングシステムを知る

　急性再開通療法を行う際，ENT(embolization to new territory)を防ぐため，バルーン付きガイディングカテーテルの使用が推奨されている．
　よく使用されるバルーン付きガイディングカテーテルについて説明する．

● バルーン付きガイディングカテーテル

1) OPTIMO(東海メディカルプロダクツ)

　先端バルーンはポリウレタン製(図10a)．バルーンルーメンがカテーテルシャフトに一体化されており，カテーテルルーメンが広いのが特徴である(図10b)．

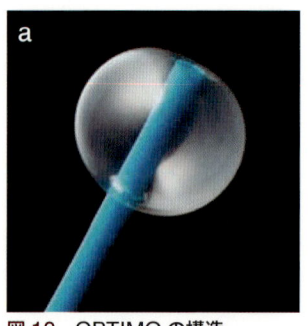

図10　OPTIMOの構造
a：先端バルーン，b：内腔構造

2) Cello(インターベック)

　先端バルーンはシリコン製(図11a)で，カテーテルルーメンの外側にバルーンルーメンがある．拍動に応じたバルーンの可動性があり，血管解離を起こしにくいとされるが，内腔はOPTIMOと比較すると狭いが，最近改良された(図11b)．

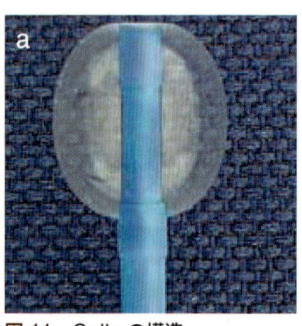

図11　Celloの構造
a：先端バルーン，b：内腔構造

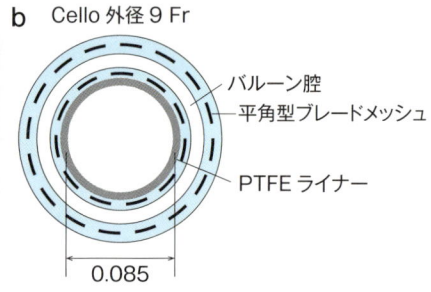

● デバイス同士の適合

急性再開通療法を行う際，1つのデバイスでは完全再開通が得られず，複数のデバイスを用いることも多い．このため，どの再灌流用カテーテルがどのガイディングカテーテルに入るかを知っておく必要がある（**表1，2**）．

表1　バルーン付きガイディングカテーテルと再灌流カテーテルの適合表

	OPTIMO 9 Fr 0.088 inch	OPTIMO 8 Fr 0.080 inch	OPTIMO 7 Fr 0.067 inch	OPTIMO 6 Fr 0.051 inch	Cello 9 Fr 0.085 inch	Cello 8 Fr 0.075 inch	Cello 7 Fr 0.067 inch	Cello 6 Fr 0.051 inch
5MAX 0.080 inch	◎	×	×	×	×	×	×	×
4MAX 0.080 inch	◎	×	×	×	×	×	×	×
3MAX 0.062 inch	○	○	○	×	○	○	○	×
Marksman 0.043 inch	○	○	○	○	○	○	○	○
Trevo micro 0.035 inch	○	○	○	○	○	○	○	○

ガイディングカテーテルは内径，再灌流カテーテルは外径
◎：推奨
○：再灌流カテーテルも入り，造影も可能
×：造影が困難もしくは再灌流カテーテルが入らない

Penumbraシステムは大径であるため，内腔にできるだけ太いカテーテルを入れて段差（ledge）を減らす必要がある．

表2　Penumbraシステムとマイクロカテーテルの適合表

	3MAX	PXSLIM	Marksman	Trevo micro	NEURODEO 10
5MAX	◎	○	○	○	○
4MAX	×	◎	×	○	○
3MAX	×	×	×	×	○*

＊：3MAXとNEURODEOとの全長の差は4 cmしかないため，止血弁もしくは直接挿入した状態で使用する．

（進藤誠悟）

II 急性閉塞におけるトラブル

Case14 どこまで再開通させるか

症例

1 現病歴

　80歳代男性．高血圧，糖尿病の既往あり，意識障害で発症し，救急搬送された．来院時，JCS 200，四肢運動障害あり，心房細動は認めなかった．MRI 拡散強調画像では，両側小脳に高信号域，中脳，両側視床に淡い高信号域を認め（図1a），MRAでは脳底動脈（BA）閉塞を認めた（図1b, c）．rt-PA 静注療法施行後1時間の NIHSSは23点であった．

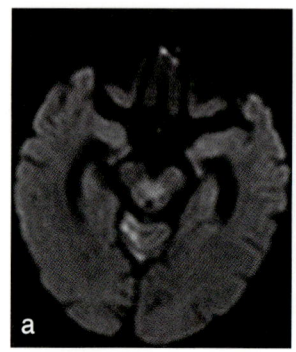

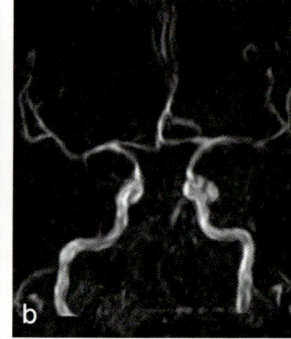

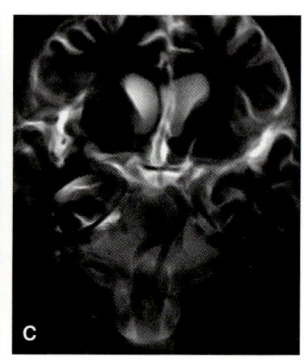

図1　MRI
a：拡散強調画像，b：MRA，c：Basi-Parallel Anatomical Scanning（BPAS）

2 術前検査と評価

● DSA

　脳血管造影では，右椎骨動脈（VA）は描出なし．左鎖骨下動脈造影では，左VA起始部で偽閉塞の状態であった（図2）．右総頸動脈（CCA）造影では右後交通動脈（Pcom A）は認めず．左CCA造影ではゆっくりと左後大脳動脈（PCA）の描出を認めた．

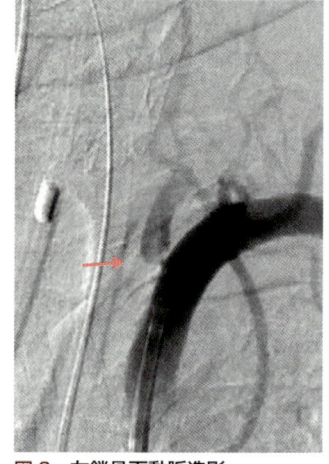

図2　左鎖骨下動脈造影

❸ 血管内治療

　右大腿動脈より，6 Fr Guider 100 cm を左鎖骨下動脈に留置した．右 VA 起始部に対して，バルーン（Gateway 3.5 × 9 mm）による拡張を 2 回施行し，6 Fr ガイディングカテーテル（Guider）を左 VA に留置した．BA 先端部での閉塞（tandem lesion）を認めたため（図 3a），右 PCA から Trevo ProVue 4 × 20 mm で血栓回収を行った（図 3b）．1 pass にて BA 先端部の閉塞は解除されたが，右上小脳動脈（SCA），左 PCA は閉塞したままであった（図 3b）．

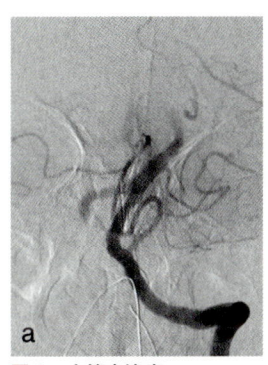

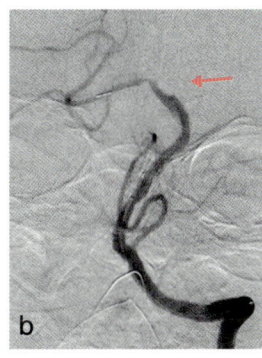

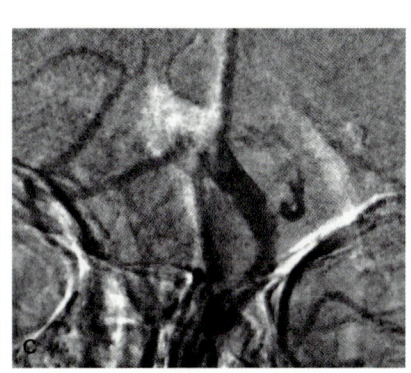

図 3　血管内治療
a：BA 先端部での閉塞，b：血栓回収，c：左 PCA の閉塞が残存．

使用したデバイス
シース：Guider 6 Fr 100 cm STR
ガイドワイヤー：CHIKAI 14 black 200 cm
バルーンカテーテル：Gateway Over-The-Wire 3.5 × 9 mm
マイクロカテーテル：Trevo micro，Trevo ProVue 4 × 20 mm
ステント：Palmaz Genesis 5 × 10 mm

トラブル発生！

　左 PCA から Trevo で血栓回収を行ったが，左 PCA は開通しなかった（図 4a）．また，Pcom からの血流も認めなかった（図 4b）．

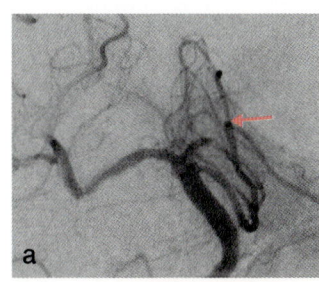

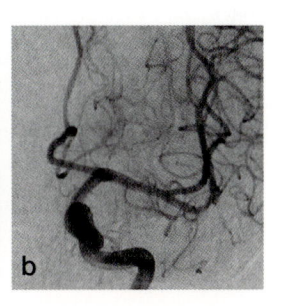

図 4　VAG と CAG

あなたなら　どうする？

トラブルシューティング法

❶ 手技終了とする

　左CCA撮影でも左PCAは閉塞しており，血流停滞を認めた．このため同血管領域の脳梗塞が形成される可能性が高いが，半盲程度ですむ場合もある．一方，BA先端部P1近傍は，脳幹，視床〜視床下部などを栄養する重要な穿通枝が存在し，デバイス操作に伴う血管損傷を招き，機能予後のみならず生命予後に関与する重大な合併症を招く可能性がある．このため，BA先端部の閉塞解除のみで手技終了とすることも選択肢の1つである．

❷ 局所線溶療法(local fibrinolysis：LIF)

　遠位血管が閉塞している場合に有効である．血栓溶解薬としては，ウロキナーゼもしくはrt-PA（保険適応外使用）が用いられる．出血性合併症に注意が必要であり，本症例のようにrt-PA静注療法施行後は，ウロキナーゼ12〜36万単位，rt-PA 0.4 mg/kg程度までの投与にとどめることが多いが，十分な科学的根拠があるとはいえない[1,2]．

❸ バルーンによるPTA

　血栓を破砕することにより再開通を期待する．動脈硬化性狭窄病変に対して有効である．血栓回収デバイスに比較して，low profileであり操作が容易なものの，バルーン拡張時の血管破裂や解離などのリスクが伴う．

❹ Penumbraシステムによる血栓吸引

　最近ではseparatorを用いず，forced suction法やADAPTを行うことが多い(p.127)．ただし，アプローチルートが蛇行している場合，大口径のPenumbraは誘導困難なことがある．

❺ ステント型リトリーバーによる血栓回収

　脳底動脈閉塞症においては，バルーン付きガイディングカテーテルがVAに誘導しにくいという問題点がある．このため，ステント型リトリーバー使用後に他の血管領域の塞栓症(embolization to new territory：ENT)のリスクが上昇する．これを防ぐため，P1以遠を治療する場合は，Penumbra 4MASまたは5MASを中間カテーテルとしてステント型リトリーバーを組み合わせる方法もある．

❹ 実際の治療手技と経過

　本症例では，左(PCA)の再開通が得られない場合，重篤な後遺症となることが予想された．このためPenumbra 3MAX/CHIKAI 18にて左PCAの血栓吸引を行った．forced suction，MAXポンプでの吸引をそれぞれ1回施行した．開通は得られなかったが(図5a)，これ以上の手技は血管損傷のリスクが高いと判断して，手技を中止した．

左VA起始部にステント(Palmatz Genesis 5 × 10 mm)を留置したところ，狭窄は95%から0%に改善した(図5，図6a，b)．

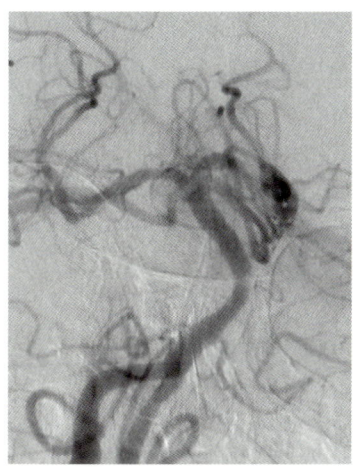

図5　血栓吸引後のVA造影
3MAXによる血栓吸引後の造影

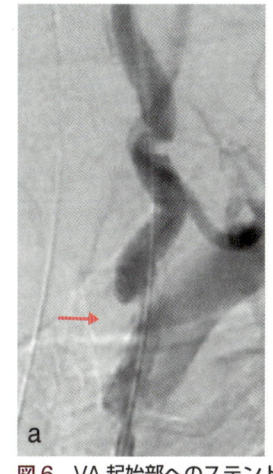

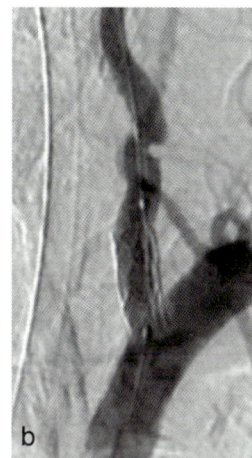

図6　VA起始部へのステント留置
a：ステント留置前，b：留置後

⑤ 術後経過

　術直後のMRIでは，両側小脳，左中脳，両側視床に脳梗塞を認めた(図7)．発症3か月の時点で，右不全麻痺，両側性の失調性運動障害と構音障害を認めるが，聴覚理解は良好で，食事は経口摂取可能となった．3か月後の3D-CTAでは脳底動脈と左VA起始部は良好に開存していたが(図8)，mRS 4であった．

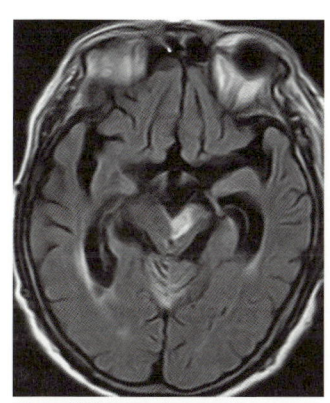

図7　術後MRI (FLAIR)

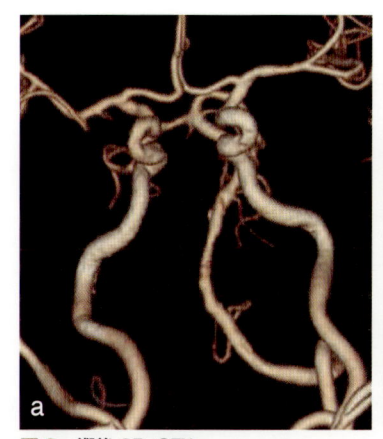

図8　術後3D-CTA
a：頭蓋内血管，b：左VA起始部

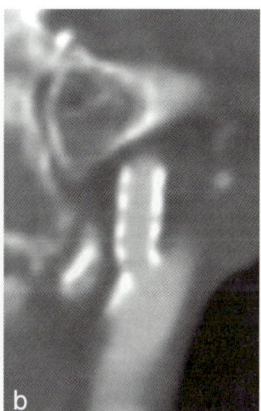

さらに極める！ Penumbraシステムを知る

製品概要（図9，図10，図11，表1）

　Penumbra再灌流カテーテルを血栓性閉塞部位まで挿入し，吸引ポンプに接続し，セパレーターをカテーテルから少し出し入れすることにより血栓を吸引除去する．2008年1月にFDAに認可され，2011年6月にわが国でも保険収載された．すでにわが国でも多く使用され，現在は再灌流カテーテルとセパレーターはMAXシリーズとなり，吸引ポンプもポンプMAXへと進化を遂げている．さらに5 MAX ACEも導入され，治療成績の改善が報告されている．

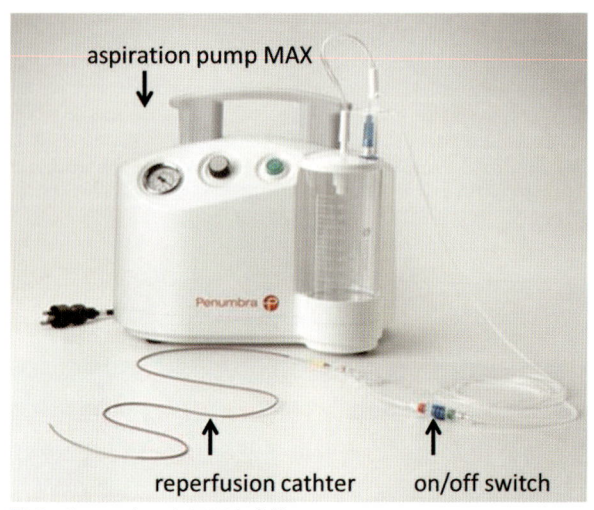

図9　Penumbraシステム全体

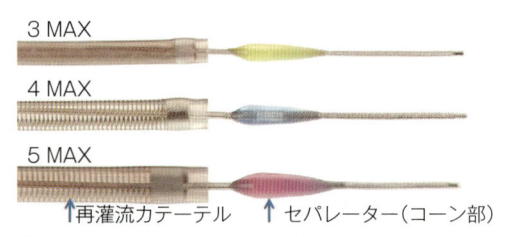

図10　再灌流カテーテルとセパレーター

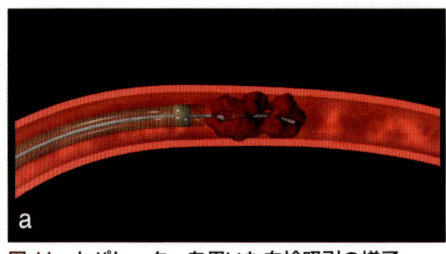

図11　セパレーターを用いた血栓吸引の様子

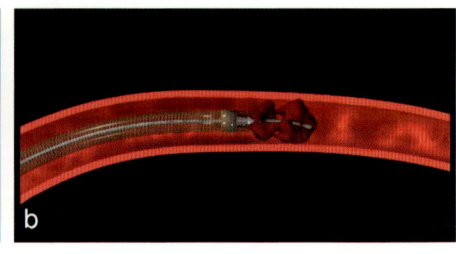

表1 再灌流カテーテルのスペック

	カテーテル先端		カテーテル手元側		カテーテル長(cm)	先端flexible length(cm)
	外径(Fr)	内腔(inch)	外径(Fr)	内腔(inch)		
3MAX	3.8	0.035	4.7	0.043	153	30
4MAX	4.3	0.041	6.0	0.064	139	10
5MAX	5.0	0.054	6.0	0.064	132	20
ACE	5.4	0.060	6.0	0.068	132	-

forced-suction thrombectomy(FAST)

Kangら[4]により2011年に報告され，Penumbra再灌流カテーテルを血栓近位部に留置し，20〜50 mLシリンジ(オリジナルは20 mL)を直接ハブに取り付け，陰圧をかけることで，血栓を再灌流カテーテルにウェッジさせ，再灌流カテーテルごとゆっくりと抜去する方法である(図12)．急性の脳底動脈閉塞症に対して同方法を用いたところ，TICI 2b〜3が79%，症候性ICH 0%であったと報告されている[5]．

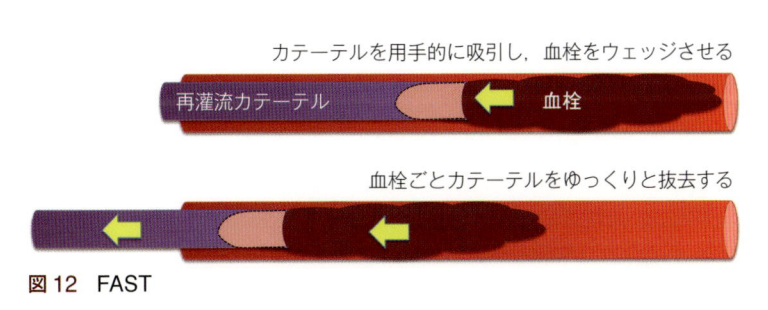

図12 FAST

ADAPT technic (a direct aspiration first pass technique)

Turkら[6]により2014年に報告された方法である．再灌流カテーテルを血栓直下に留置後，20〜60 mLシリンジ，またはポンプMAXを装着，吸引をかけてカテーテルを1〜2 mm挿入し，no flowとなったことを確認後にゆっくりと抜去し血栓回収する．100病変のうち88%の症例に5MAXまたは5MAX ACEが挿入でき，その有効再開通率(TICI 2b〜3)97%(5MAX ACEによるTICI 3は61%)と驚異的な成績を示した．

まとめ

Penumbraシステムを使用した急性期脳血管再開通療法の成績の比較を表2に示す．The Penumbra Pivotal Stroke Trialと比較すると，最近の報告では器具の進化，手技の習熟，手技の工夫などにより，再開通率がさらに上昇し，症候性ICHの発生率低下を認める．一方で，急性脳底動脈閉塞症における脳血管再開通療法の成績(表3)は，前方循環に比べると再開通率は若干の低値を示す．近位血管の蛇行，ガイディングカテーテルの問題，ENTなどが原因と考えられる．デバイスの選択も重要であるが，有効な再開通が得られない場合は，さらなる開通が必要かどうかを総合的に判断し，

それまで使用していたデバイスに固執せず，別の選択肢があることを念頭におく必要がある．

表2　Penumbraシステムを使用した急性期脳血管再開通療法の成績の比較

著者 (発行年)	方法	症例数	mRS 0〜2 (90日)	TICI 2b〜3	症候性ICH
Pivotal Trial[3] (2009)	standard	125	25%	82% (TIMI 2〜3)	11%
Kass- Hout (2014)	standard	91	41%	78%	6%
Kang (2011)	forced suction	22	46%	82%	9%
Mpotsaris (2014)	3D separator	20	50%	85%	0%
Turk (2014)	ADAPT (5MAX)	44	34%	96%	0%
	ADAPT (5MAX ACE)	44	50%	98%	0%

表3　急性脳底動脈閉塞に対する各種デバイスを使用した再開通療法の成績の比較

著者 (発行年)	方法	症例数	mRS 0〜2 (90日)	TICI 2b〜3	症候性ICH
Lutsep (2008)	Merci	27	33%	78% (TIMI 2〜3)	19%
Roth (2011)	Penumbra	12	33% (退院時)	83% (TIMI 2〜3)	-
Eom (2014)	forced suction	33	22%	79%	0%
Mourand (2014)	Solitaire	31	35%	74%	16%
Mordasini (2013)	Multimodal (Solitaire first)	14	29%	100% (TICI 3 78.6%)	0%

文献

1) Hashem M, *et al.*: *Stroke* 2007; **38**: 80-84.
2) Broderick JP, *et al.*: *N Engl J Med* 2013; **368**: 893-903.
3) The Penumbra Pivotal Stroke Trial Investigators: *Stroke* 2009; **40**: 2761-2768.
4) Kang DH, *et al.*: *AJNR Am J Neuroradiol* 2011; **32**: 283-287.
5) Eom YI, *et al.*: *AJNR Am J Neuroradiol* 2014 Jul 17. [Epub ahead of print]
6) Turk AS, *et al.*: *J Neurointerv Surg* 2014; **6**: 260-264.
7) Kass-Hout T, *et al.*: *J Neurointerv Surg* 2014; Mar 21. [Epub ahead of print]
8) Mpotsaris A, *et al.*: *Clin Neuroradiol* 2014; **24**: 245-250.

〈阪本大輔〉

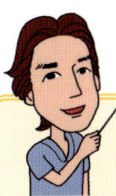

Dr. 吉村のワンポイントアドバイス

脳底動脈の枝をどこまで開通させるか？

再開通療法においては短時間に完全再開通が得られることが理想です．しかし現実はそう甘くはありません．ステントやPenumbraを使用しても開通しない症例は現在でも稀ならずあります．そのような場合にはどうしたらよいでしょうか？

脳底動脈閉塞症においては，まず脳底動脈の本幹から先端が開通することを目指します．これは脳幹や視床への重要な穿通枝が数多く存在しており，この部分が再開通するかどうかで予後が大きく変わるからです．そのためには最低でも片方の後大脳動脈(PCA)を開通させる必要があります．しかし，その後，分枝の閉塞をどうするか？この判断にはさまざまな要因が影響します．

まず患者の神経症状を判定します．片方のPCA開通によって神経症候が回復するようであれば，さらなる再開通の必要性は低いといえます．しかし重症で麻酔がかかっていたり，すぐには症状が戻らないことがあるので，閉塞した血管の支配領域から閉塞の重要度を判定することになります．

次に後交通動脈(Pcom)からのPCAへの血流の有無を確認します．これはPCA閉塞側の総頸動脈撮影を行って判定します．もしPcomからPCAが良好に描出されれば，P1を再開通させなくてもよい場合があります．

われわれは小脳動脈(SCA, AICA, PICA)については基本的にカテーテルによる再開通治療を行っていません．もちろんこれらの血管も再開通した方がよいのでしょうが，臨床的な重要度は脳底動脈本幹に比べるとはるかに低いためです．

一方，P1には脳幹や視床への穿通枝が存在するため，開通させることに大きな意味があるかもしれません．

さて，問題なのは脳幹にある程度広範囲の梗塞が形成されている場合に，再開通療法を行うかどうかという点です．これには明確な答えがありませんが，閉塞したままでは予後の改善は望めないため積極的に治療する施設が多いように思います．ただ脳幹全体がすでに梗塞に陥っている場合には，治療を行っても神経症候が改善しない場合がほとんどであることを家族に説明し，冷静に判断すべきだと思います．

Ⅱ 急性閉塞におけるトラブル

Case15　再開通が得られない場合にどうするか

症例

① 現病歴

　60歳代男性．1か月前に失語症にて発症．脳梗塞と診断されていた．今回は自宅内で倒れているところを発見され，当院に救急搬送された．

　搬入時，右共同偏視，左片麻痺，感覚障害を認め，NIHSSは25/42であった．心電図で心房細動を認めた．

② 術前検査と評価

● CT, DSA（図1）

　頭部単純CTでは，右中大脳動脈（MCA）領域に低吸収域を認めたが，CT ASPECTSは6点であった．脳血管造影では右MCAが近位部で閉塞していた．

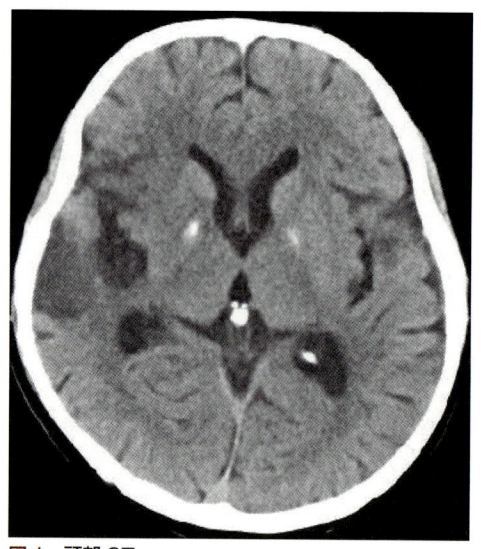

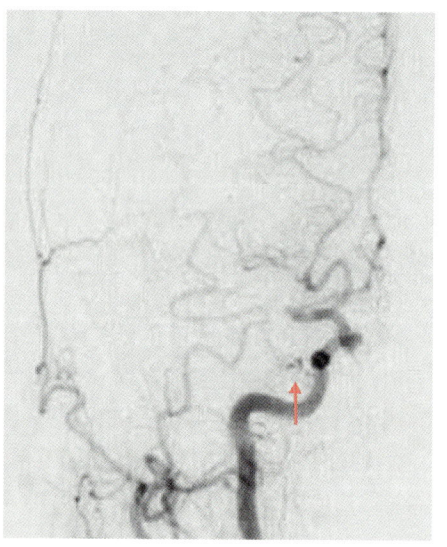

図1　頭部CT
CT ASPECTは6点であった．

③ 血管内治療

　本例は発症時刻が不明であったため，rt-PA 静注療法はもちろん，本来は血管内治療も適応外となる．しかし，CT ASPECTS が 6 点であり，家族と相談の上，血栓回収を施行することとした．まずは Solitaire 4 × 20 mm を血栓を十分にカバーできるよう展開した．血栓はステントの有効拡張部に位置し，Immediately reperfusion を認めた．5 分間待機したが再閉塞は認められず，10 分後に再閉塞を認めたためステントをゆっくりと回収した．しかし血栓は回収されず，再開通は得られなかった．同様の操作を再度行ったところ，少量の血栓が回収され部分開通が得られたが，M1-M2 分岐部に血栓の残存を認め，すぐに再閉塞した（図 2）．

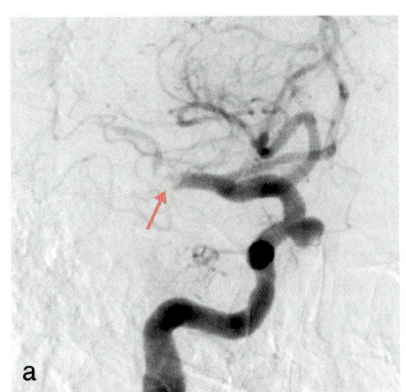

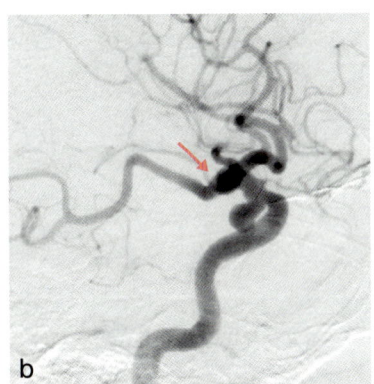

図 2　Solitaire 2pass 後　右内頚動脈撮影
a：正面，b：側面

使用したデバイス
ガイディングカテーテル：9 Fr OPTIMO
ガイドワイヤー：CHIKAI black.018/200cm
マイクロカテーテル：Marksman
ステント型血栓回収デバイス：Solitaire FR 4 × 20mm

トラブル発生！

　Solitaire で 2 pass したが，M1-M2 に血栓が残存し，開通が得られない！

あなたなら　どうする？

トラブルシューティング法

❶ Solitaire 6mm に変更する

　Solitaire は 2pass までしか使用できないため，新たな Solitaire で手技を続行する．M1 → M2 で Y 型の血栓の場合，どちらかの M2 に先端を入れて血栓回収を行うと，1 本のみの再開通となる可能性がある．Solitaire は近位のみ taper 部分があり，遠位はマーカーまで有効長である．この形状を利用し，M1-M2 にかけて血栓が存在する場合に，M1 のみに Solitaire を展開し，血栓を回収する方法がある．

❷ Trevo に変更する

　Trevo はサイズバリエーションがなく，1 サイズの 4 × 20 mm のみである．Trevo と Solitaire は形式は同じステント型であるが，ステントストラットの形状やその配置などは大きく異なるため，一方で回収できなかった血栓がデバイスを替えることで回収できる場合がある．

❸ Penumbra に変更する

　Solitaire や Trevo 単独でも極めて高い再開通率を示す報告もあるが，実際には 1 〜 2 度の回収操作では開通できない症例も多い．そのような場合にはタイプの違うデバイス，すなわち Penumbra を用いることが多い．またもともと Penumbra とステント型デバイスを組み合わせている場合には，速やかに吸引操作に移行できる．

❹ バルーンで血管拡張を行う

　狭窄病変が存在する場合には，ステント型デバイスや Penumbra により血栓を回収できないことが多く，開通しても再閉塞することが多い．このためバルーンで血管拡張を加える必要が生じうる．ただし，抗血小板薬が投与されていないことが多いため，バルーンでいったん開通しても注意が必要である．抗血小板薬を 2 〜 3 剤ローディングしつつ，カテ室で 15 〜 30 分ほど待機して再閉塞が起きないことを確認する．ステントを留置する場合にはさらに血栓症を来しやすいため，留置するかどうかについては，状況により慎重に判断することとなる．

❺ 局所線溶療法に変更

　閉塞部の血管が細く，口径の小さいカテーテルしか入らない場合は閉塞部の遠位にマイクロカテーテルを誘導し，ウロキナーゼ(UK)を注入し，マイクロカテーテルとガイドワイヤーで機械的に血栓を破砕する方法もある．

4 治療経過

　Penumbra ACE を M1 の血栓の近位部まで誘導し，吸引チューブに接続した．吸引チューブ内の血流停止を確認した後，90 秒待機した．OPTIMO のバルーンを拡張し，20 mL シリンジで OPTIMO より吸引をかけながら，ACE をゆっくり抜去したところ，M1-M2 分岐部にはまり込んだ血栓が一塊として回収され（図3），部分開通（TICI 2B）が得られた（図4）．M2 は trifurcation で，1 本は再開通しなかったが，この領域のペナンブラはほとんどないと考え，手技を終了した．

　翌日には麻痺は改善し，今回の塞栓症前に認めていた失語以外は明らかな神経学的異常所見を認めなかった．

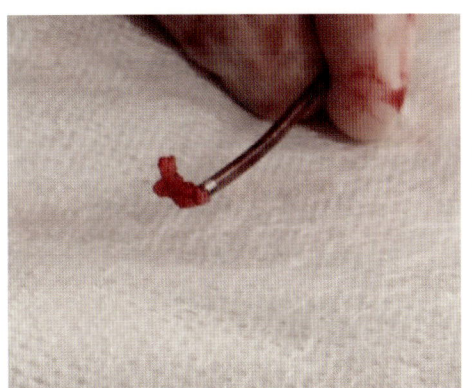

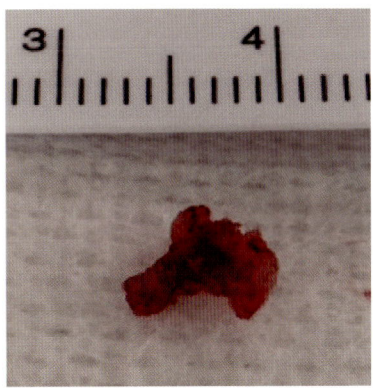

図3　回収した血栓

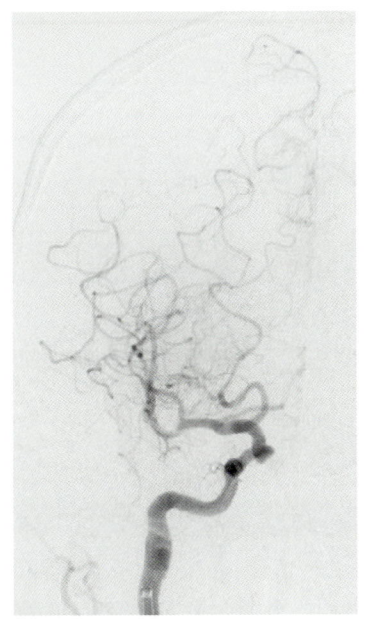

図4　右 ICA 造影
再開通後（正面）

さらに極める！ ステントリトリーバーを知る

● Solitare FR と Trevo ProVue（表1）

表1 Solitare FR と Trevo ProVue の比較

	デザイン	ステント長 (mm)	サイズ (mm)	有効長 (mm)	ステントの視認性	カテーテル内腔
Solitare FR	ステントを構成するシートがオーバーラップする構造	26/31 31/42	4×15/4×20 6×20/6×30	15/20 20/30	なし	0.021inch 0.027inch
Trevo ProVue	血管壁に対する垂線方向に縦長のストラットを有する	40	4×20	20	あり	0.021inch

1) Solitaire FR

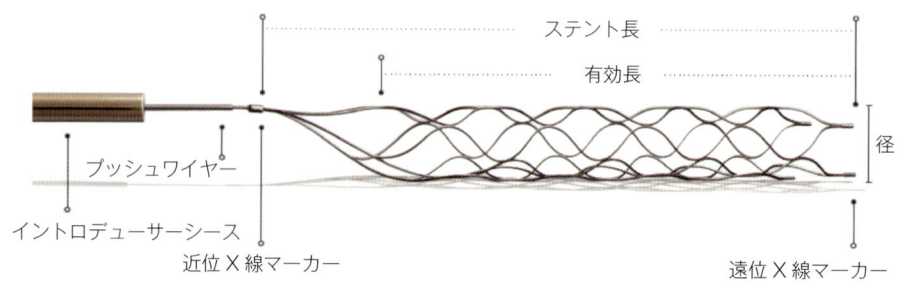

（図：プッシュワイヤー、イントロデューサーシース、近位X線マーカー、遠位X線マーカー、ステント長、有効長、径）

2) Trevo ProVue

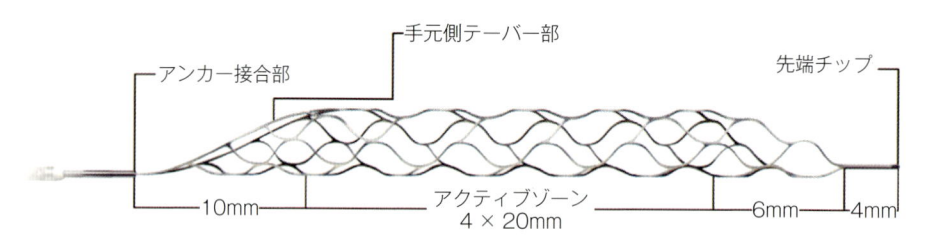

（図：アンカー接合部、手元側テーパー部、先端チップ、10mm、アクティブゾーン 4×20mm、6mm、4mm）

　Solitaire, Trevo ともにステント型レトリーバー使用時のガイディング・システムは，可能な限りバルーン付きガイディングカテーテルを使用する．近位側を遮断しガイディングカテーテルからの吸引を併用することで確実な血栓回収を達成し良好な転帰を期待し得る．また，屈曲病変での使用は出血合併症を来しやすいため，intermediate catheter を使用するなどの工夫が必要である．

● 2つの比較研究から

　SWIFT[1] と TREVO 2[2] では，ステント型血栓回収デバイス（Solitaire と Trevo）で Merci リトリーバーよりも良好な治療成績が得られることが示された（表2）．
　わが国でも 2014 年 7 月から保険償還され，使用可能なデバイスとなった．2015 年になり，ステント型デバイスを用いて急性期脳梗塞に対する血管内治療の有効性が示された．

表2 SWIFT，TREVO2の比較

研究名	SWIFT		TREVO2	
使用デバイス	Solitaire (n=58)	Merci (n=55)	Trevo (n=88)	Merci (n=90)
再灌流	89%	67%	92%	77%
手技に伴う合併症	14%	16%	15%	23%
症候性ICH	2%	11%	7%	9%
良好な転帰（mRS0〜2）	58%	33%	40%	22%

● 文献

1) Saver JL, *et al.*: Lancet 2012; **380**: 1241-1249.
2) Nogueira RG, *et al.*: Lancet 2012; **380**: 1231-1240.

（内田和孝）

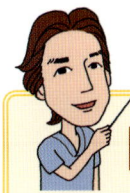

Dr. 吉村のワンポイントアドバイス

エビデンスをどう考えるか？

　MR CLEANに加え，米国のNashvilleで開催されたInternational Stroke Conferenceで3つのRCT（ESCAPE, SWIFT PRIME, EXTEND IA）で血管内治療の有効性が示されました（p.154参照）．その後，グラスゴーで開催されたEuropean Stroke Conferenceでも，さらなる報告が行われました．これらにより，血管内治療のエビデンスはほぼ確立したといっていいと思います．これは急性期脳梗塞の治療の流れを大きく変える画期的な出来事です．

　ただし，これらの試験で有用性が示されたのは，
- 前方循環のみ（ICA，M1-2など）
- NIHSS 16〜18（比較的重症例が多かった）
- CT ASPECTS 7〜9（脳梗塞が極めて狭い症例が多かった）
- ステント型デバイスが主に使用された
- 再開通（TICI 2b-3）は66〜88%が得られた

といった条件下であることを認識すべきだと思います．エビデンスが出たからと拡大解釈して全例を対象とするのではなく，これらの報告をよく吟味して，慎重に取り組んでいきたいところです．

II 急性閉塞におけるトラブル

Case16 急性期にステントを留置するか

症例

1 現病歴

70歳代男性．糖尿病の既往あり．午前6時起床時に右片麻痺あり，来院時，眼球運動障害，右片麻痺あり，NIHSS 13点．心房細動は認めなかった．

2 術前検査と評価

● MRI, DSA（図1）

拡散強調画像では，橋の正中から左側にかけてくさび形の高信号域を認めた．MRAでは脳底動脈（BA）の描出はなく，両側後大脳動脈（PCA）は後交通動脈（Pcom）を介して描出されていた．

右椎骨動脈（VA）撮影では，BAの描出を認めるが，同部での造影剤の停滞を認めた．左VA撮影からはBAは描出されなかった．このためまず右VA経由で再開通療法を行う方針とした．発症時刻不明のため，rt-PA静注療法は施行しなかった．

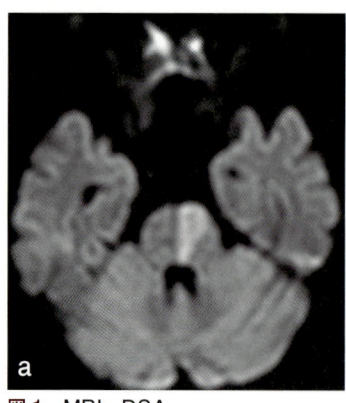

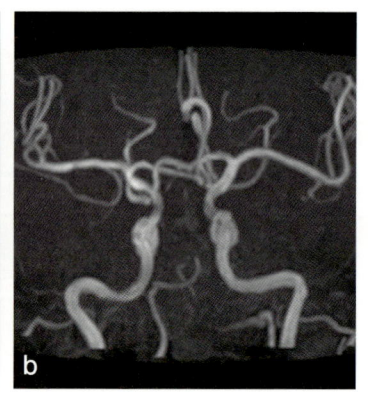

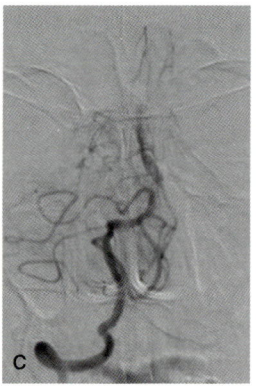

図1 MRI, DSA
a：拡散強調画像，b：MRA，c：右VAG正面

3 血管内治療

右総大腿動脈に6Fr ロングシースを留置し，6 Fr Guider 100 cmを右VAに留置．マイクロカテーテル（Renegade）を左P1に誘導し，引き戻しつつウロキナーゼ24万単位を投与した．その後の撮影にて左PCAがわずかに描出されるようになったが，BAの前下小脳動脈（AICA）近位に高度狭窄を認めた（図2a）．ロングワイヤー（Transend Floppy 300 cm）を用いて左PCAに留置したマイクロカテーテルをバルーンカテーテル（Gateway 2.0 × 9 mm）に入れ替え，狭窄部位を低圧（nominal pressure 6気圧

のところを 3 気圧)で拡張した(図 2b).

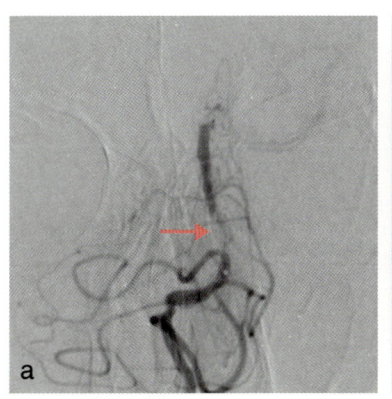

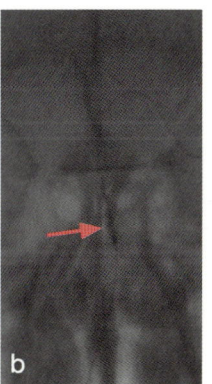

図 2　血管内治療

使用したデバイス
ガイディングカテーテル：6 Fr Guider 100 cm STR
マイクロカテーテル：Renegade
ガイドワイヤー：Transend Platinum 200 cm, Transend Floppy 300 cm
バルーンカテーテル：Gateway 2.0 × 9 mm

トラブル発生!

造影を行ったところ，バルーン拡張後も順行性血流が得られていなかった(図 3).

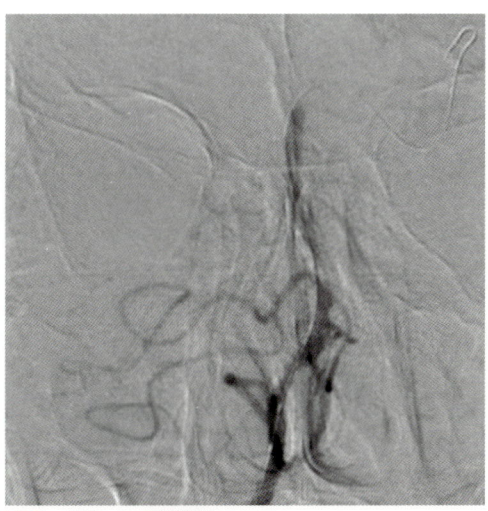

図 3　バルーンで拡張後

あなたなら　どうする？

トラブルシューティング法

❶ バルーンの拡張圧を上げる

通常,われわれは狭窄部遠位の血管径の 70 ～ 80 ％ 程度のバルーン径を選択し,拡張圧は 2 ～ 4 気圧程度にとどめることを基本としている.また,バルーンの拡張と収縮はゆっくり行い,特に拡張時は 1 気圧 / 分を超えないようにしている.こういった配慮にもかかわらず,拡張後に十分な拡張が得られない場合には,まずはバルーンの拡張圧を上げるのが一般的である.

❷ バルーンをサイズアップする

一方,屈曲病変においてはその限りではない.バルーンをサイズアップし,低圧でロングインフレーション(～ 2 分間)することで flap や血栓が血管壁に圧着されることがあるため試みるべきである.

❸ ステントを留置する

わが国で脳動脈狭窄症に使用可能な頭蓋内血管用ステントは Wingspan stent system のみであり,バルーンによる経皮的血管形成術(PTA)における急性閉塞,血管解離のレスキューとしての使用に限られる.動脈瘤塞栓術支援用ステント(Enterprise や Neuroform)の使用は,保険適用外である.脳梗塞超急性期に緊急ステント留置を行った例に有意に症候性頭蓋内出血が多いことも報告されているため,添付文書に従って,まず PTA で治療を試みて,解離などの問題が生じた場合に限って使用すべきである.またステントを留置した場合には術後にも血栓性合併症が起きやすく,フォローの点でも注意が必要である.

頭蓋外血管,特に内頚動脈系における超急性期ステント留置術については報告も多いが,椎骨 - 脳底動脈に関するまとまった報告はない.頭蓋内血管においてもステントの使用により拡張後の血管径が保たれることが期待できるが,留置後早期の血栓性再閉塞,症候性頭蓋内出血について配慮が必要である.

❹ 実際の治療手技と経過

本例ではまず同じバルーン(Gateway 2.0 × 9 mm)を狭窄部位で最大 5 気圧にて拡張した.early recoil を認めたものの待機後血流停滞はなく(図 4),ステントは留置せずここで手技を終了することとした.術後より,アルガトロバン,アスピリン,シロスタゾール,クロピドグレルの投与を開始し,2 週間でシロスタゾール,クロピドグレルの 2 剤に減量した.

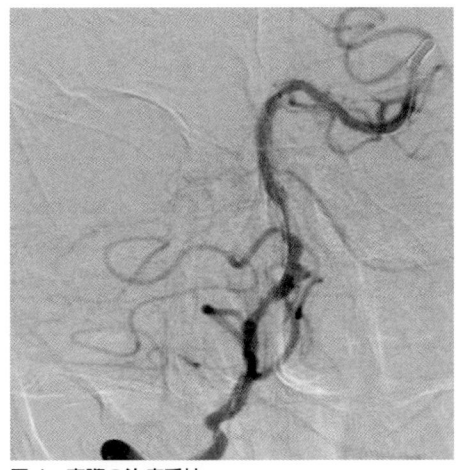

図4　実際の治療手技
Gateway 2×9mm（最大5気圧）で拡張後の右VAG 正面

⑤ 術後経過

　術後CT検査では出血は認められなかった（**図5a**）．術前の拡散強調画像高信号域はそのまま残存したが，新たな神経学的悪化はなく，来院24時間後のNIHSSは12点と若干改善した．フォローアップのMRA（**図5b, c**）では，中等度狭窄が残存しているものの進行はなく，脳梗塞の再発を認めなかった．回復期リハビリテーション加療を経て3か月後にはmRS 3となり，自宅療養となった．今後，狭窄が進行した場合はステント留置を行うこととした．

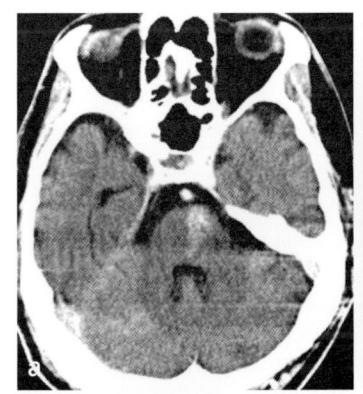

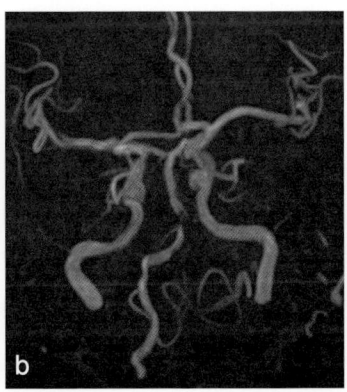

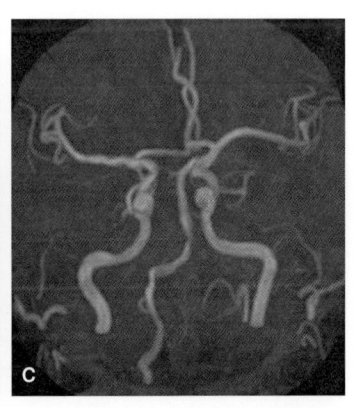

図5　術後経過画像検査
a：術後CT，b：術翌日MRA，c：18か月後MRA

さらに極める！ 頭蓋内動脈用バルーンを知る

● 頭蓋内バルーンの概要

　　現在，わが国で使用可能なバルーン拡張式脳血管形成用カテーテルはGatewayとUnryuのみである．ともにsemi-compliant balloonであり，主に動脈硬化性狭窄病変の血管形成用に用いられる．一方，急性期脳血管再開通療法では，以前は血栓の破砕などに用いられたが，Penumbra systemやSolitaire, Trevoといった血栓吸引／回収機器が使用可能となったため，その適応は動脈硬化性の急性閉塞／高度狭窄病変などに限られる傾向にある．

● バルーンの構造

1) Over-The-Wire system(Gateway Over-The-Wire．以下，OTW)(図6a)

　　ダブルルーメンバルーンカテーテルと同様の構造をもつ．ガイドワイヤーが自由に選べ，しかも変更できるのが利点であるが，ステントへの入れ替えにはロングワイヤーを用いた操作を行うため注意が必要である．Rapid exchangeと比較すると，手元のシャフト径は太く(Gateway 3.2 Fr)，挿入にはガイディングカテーテル6 Frが必要となる．推奨はされていないが，カテーテル先端から薬剤注入も可能である．

2) Rapid exchange system(Gateway Monorail, Unryu)

　　カテーテル先端から，モノレールポートまではGateway(図6b)は24 cm，Unryu(図6c)は30 cmである．ハイポチューブシャフトの採用によりロープロファイルを実現している．ガイドワイヤーがすでにlesion crossしている状況下では，病変部への到達は迅速である(pushabilityおよびtrackabilityともにOTWを上まわる)．しかし，Rapid exchange balloon+ガイドワイヤーでlesion crossさせる場合には，ガイドワイヤーの操作性が悪く，時に困難を伴う．この場合は，まずマイクロカテーテルで，lesion crossを行い(ワイヤーを300 cm長に交換し)，カテーテル交換にてバルーンを病変部へ留置する．

3) その他

　　Gateway 1.5 mm径のラインナップのみ，先端マーカーがバルーン中央部のワンマーカーである．その他のラインナップは，すべてダブルマーカーである(図7)．

● Gatewayについて

　　頭蓋内血管形成術時に頻用する2.0〜2.5 mmサイズでは，Gateway Monorail 9 mm長バルーンに限られるが0.25 mm間隔のサイズ選択が可能である(表1)．1.5 mm径はGateway OTW 9 mm長バルーンに限られる．適合ガイドワイヤーはすべて0.014 inch. semi-compliant balloonであり，素材はバルーン径2.0 mm以下はSoft LEAPで，それ以外はLEAPである．nominal pressureは6気圧であるが，前述したように，頭蓋内血管においては，nominal pressureを超える圧をかけることは危険が伴う．Compliance Chartによると，1〜12(14)気圧の圧変化によりおおよそ－10%〜+10%程度のコンプライアンスがある．

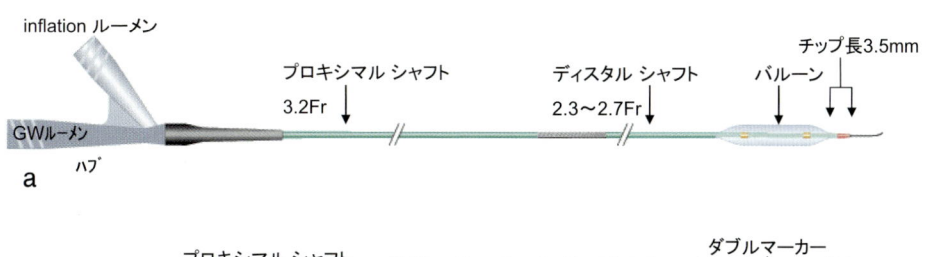

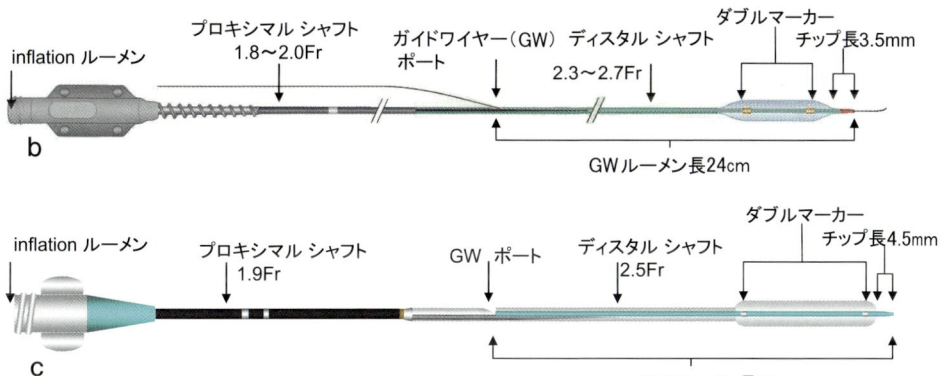

図6　頭蓋内バルーンカテーテルの概観
a：Gateway OTW，b：Gateway Monorail，c：Unryu

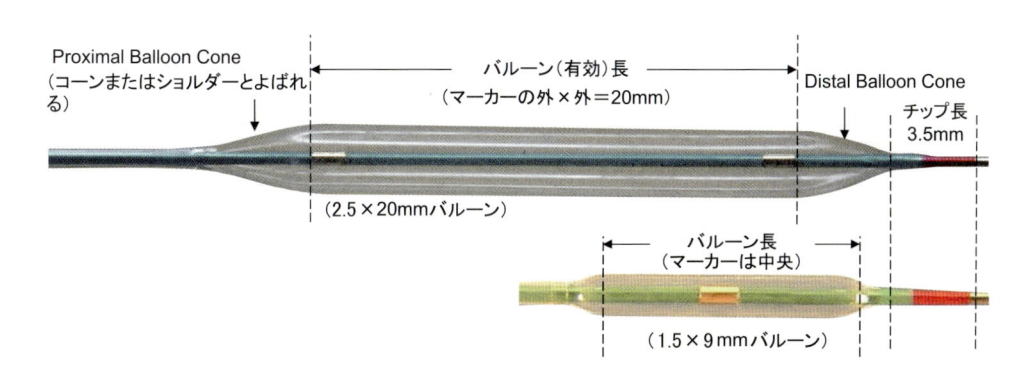

図7　Gateway ダブルマーカー（2.5×20 mm）とシングルマーカー（1.5×9 mm）

● Unryu について

　　脳血管形成術に特化したバルーンカテーテルで，ラインナップもシンプルである（表2）．semi-compliant balloon であるが，よりローコンプライアンスとされている．Compliance Chart によると 2～14 気圧の圧変化による径の変化が-8％～+9％と小さい．Gateway と比較すると先端チップ長が 4.5 mm（Gateway は 3.5 mm）と長く，trackability はやや劣るが，病変通過性はやや有利と考えられる（表3）．

表1　Gatewayのスペック

Gateway	バルーン外径(mm)	バルーン長(mm)	カテーテル全長(cm)	適合最小ガイディングカテーテル(inch)	バルーン素材
Monorail	2.0	9, 12, 15, 20	140	0.058	Soft LEAP
	2.25	9			
	2.5	9, 12, 15, 20			LEAP
	3.0	9, 12, 15, 20			
	3.5	9, 12, 15, 20			
	4.0	12, 20			
OTW	1.5	9	135	0.064	Soft LEAP
	2.0	9, 12			
	2.5	9, 12			
	3.0	9, 12			LEAP
	3.5	9, 12			
	4.0	12			

表2　Unryuのラインナップ

Unryu	バルーン外径(mm)	バルーン長(mm)	カテーテル全長(cm)	適合最小ガイディングカテーテル(inch)	バルーン素材
	1.5	10	150	0.067	ポリアミド系樹脂
	2.0	10, 15			
	2.5	10, 15			
	3.0	10, 15			

表3　バルーンカテーテルの比較

		Gateway OTW	Gateway Monorail	Unryu
GWルーメン長(cm)		135	24	30
カテーテル長(cm)		135	140	150
シャフト径(Fr)	distal	2.3〜2.7	2.3〜2.7	2.5〜2.6
	proximal	3.2	1.8〜2.0	1.9
nominal pressure(気圧)		6	6	6
rated pressure(気圧)		12〜14	12〜14	14
先端チップ長(mm)		3.5	3.5	4.5
リージョンエントリープロファイル(inch)		0.017	0.017	0.017

● バルーンサイズ選択

1)バルーン径

通常，血管径(主に病変遠位の血管径)の70〜80％までのサイズ選択をする(アン

ダーサイズを心がける）．遠位血管を基準に血管径を測定したいところであるが，急性閉塞の場合は近位血管径を指標とせざるを得ない．参考までに，脳主幹動脈の血管径を表4に示す．急性期には，まず2.0〜2.5 mmのバルーンを選択することが多い．

表4 脳主幹動脈の血管径とバルーン径（目安）

主幹動脈	血管径*（mm）	バルーン径（mm）
内頸動脈（ICA）	3.5〜5.0	2.5〜3.5
前大脳動脈（ACA）	2.0〜2.5	1.5, 2.0
中大脳動脈（M1）	2.5〜3.0	2.0, 2.25, 2.5
中大脳動脈（M2）	-	1.5, 2.0
椎骨動脈（VA）	2.3〜3.0	2.0, 2.25, 2.5
脳底動脈（BA）	3.0〜4.0	2.0, 2.25, 2.5, 3.0
後大脳動脈（P1）	1.5〜2.5	1.5, 2.0
後大脳動脈（P2）	-	1.5, 2.0

＊：日本人の血管径は欧米人に比較してやや細いと考えられ，記載された血管径はあくまで目安である．

2）バルーン長

病変部を必要十分にカバーする長さを選択する．バルーン部を含めカテーテル先端はやや柔軟性を欠くため，遠位の脳主幹動脈（ACA，MCA，PCAなど）への到達性は短いものが優れ，遠位血管へはバルーン長9 mmをよく選択する．

急性期再開通療法に備え，日頃より血管造影室に異なるサイズのバルーンを準備しておくことが望ましい．

椎骨脳底動脈でのPTA

椎骨脳底動脈系のバリエーションは豊富で，椎骨動脈の左右差（左優位の頻度が高い）や脳底動脈先端部の分岐パターンのバリエーションは周知のことである．このため，脳底動脈先端部の再開通療法においては，こういったバリエーションを念頭におき，短時間で血管構築を判断することが必要となる．術前MR検査におけるMRA，BPASの情報や脳血管造影における前方循環からの側副血行路の評価が重要である．

その他

くも膜下出血後の脳血管攣縮と違い，血管破裂のリスクを伴うためScepterやHyperglide/Hyperformなどのcompliant balloonが急性閉塞例に使用されることはまずない．

文献

1) Bose A, et al.: *Stroke* 2007; **38**: 1531-1537.
2) The SSYLVIA study investigators: *Stroke* 2004; **35**: 1388-1392.
3) Chimowitz MI, et al.: *N Engl J Med* 2011; **365**: 993-1003.
4) Cohen JE, et al.: *J Neurointerv Surg* 2013; **5**: 440-446.
5) Kamath S.: *J Anat* 1981; **133**:419-423.

（阪本大輔）

Ⅱ 急性閉塞におけるトラブル

Case17 血栓回収後，解離を来した

➡ 症例

① 現病歴

　　70歳代女性．直腸がん術後で当院外科にて化学療法中．2日前からめまいがあり，近医にて点滴治療を受けたが，改善せず，階段状に悪化傾向であった．その後，右片麻痺が出現したため，家族が救急要請した．来院時，神経学的には意識障害(JCS 10)と右麻痺，構音障害を認め，NIHSSは6点であった．

② 術前検査と評価

1) 頭部MRA(図1a)，拡散強調画像(図1b)

　　MRAで両椎骨動脈(VA)・脳底動脈(BA)の描出はなく，拡散強調画像では脳幹部穿通枝領域，両側小脳半球，左後頭葉皮質に多発性の高信号域を認めた．

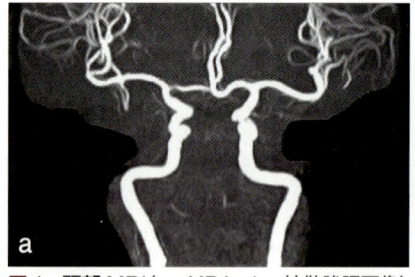

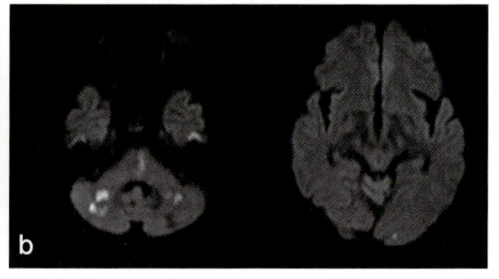

図1　頭部MRI(a：MRA, b：拡散強調画像)

2) 脳血管造影(図2)

　　右VAの順行性血流は硬膜貫通部で途絶えており(図2a)，BAは上小脳動脈レベルまでは後交通動脈(Pcom)を介して逆行性に描出されていた(図2b)．

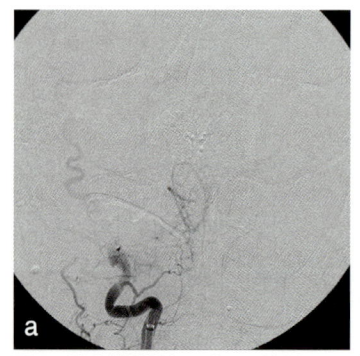

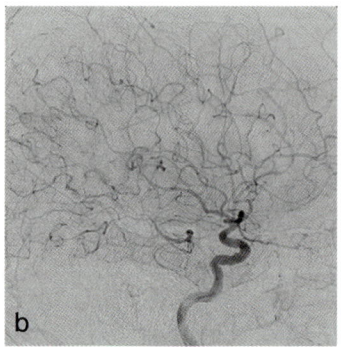

図2　脳血管造影(a：右VA造影, b：右ICA造影)

③ 血管内治療

　8 Fr バルーン付きガイディングカテーテル（OPTIMO）を右 VA に留置し，マイクロカテーテルで閉塞部を通過した．遠位 BA の開存が確認され，右 VA 硬膜貫通部～下位 BA の閉塞と考えられた（図 3a）．

　動脈硬化所見を認めたため，血栓回収デバイス使用後，バルーン（Gateway 3 × 20 mm）を用いて経皮的血管形成術（PTA）を行ったところ（図 3b），再開通が得られたが（図 3c），解離所見を認めた（矢印）．

> **使用したデバイス**
> シース：8 Fr sheath
> ガイディングカテーテル：8 Fr OPTIMO
> マイクロカテーテル：Merci 18 L
> ガイドワイヤー：テルモ GT ワイヤー（0.016 inch，45°）

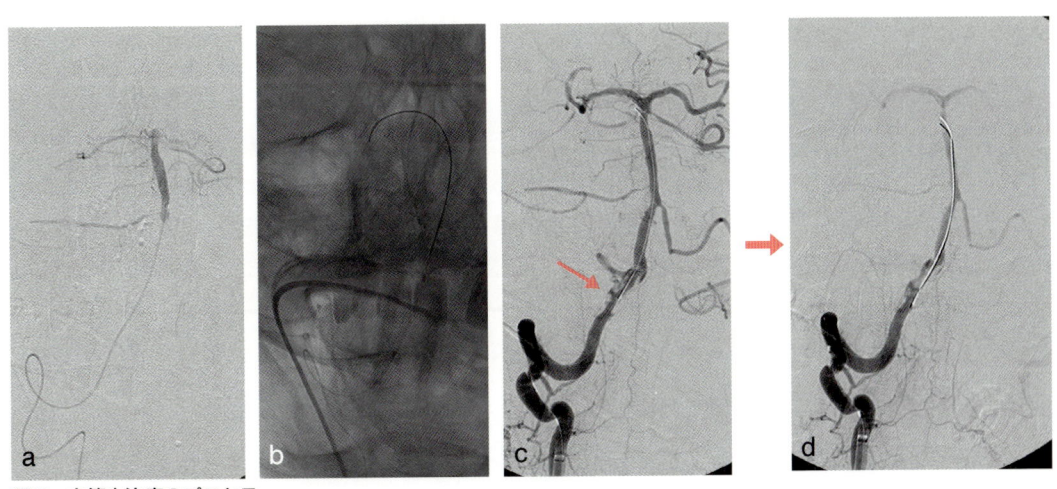

図 3　血管内治療のプロセス
a：b：バルーンにて拡張中，c：拡張後の DSA，d：5 分後の DSA

トラブル発生！

　そのまま経過をみていたが，徐々に解離部から管腔内に血栓が形成され，末梢の描出が不良になった（図 3d）．

あなたなら　どうする？

トラブルシューティング法

❶ 経過観察

30 分ほど血管造影を繰り返しながら，経過観察する．これで変化がなければ内科的治療で様子をみるのも選択肢の一つである．

❷ 抗血栓療法の強化

ヘパリンを追加投与し，抗血小板薬を経鼻胃管から投与する．アスピリンやシロスタゾールは即効性があるが，クロピドグレルは 300 mg 以上の loading dose 投与を行わなければ十分な効果が得られないため，躊躇なく loading する．

❸ バルーンで再度 long inflation して圧着を試みる

同一デバイスでできる手技であり，試みてよい方法である．通常 1 分以上の long inflation を行う．しかし，この方法のみで解離が修復されても，再閉塞しないかどうか 30 分ほど血管造影を繰り返しながら経過観察した方がよい．

❹ ステント留置

解離血管の開存性を保つのには最も有効である．しかし，ステントの留置により血栓症を来す可能性もある．また，ステントを留置する場合，最も注意しなければならないのは，exchange の際にワイヤーを十分遠位まで誘導し，絶対に真腔から抜けないように保持することである．抜けてしまうと二度と挿入できなくなってしまう可能性がある．

❹ 実際の治療手技と経過

ただちにヘパリンを追加投与し，経鼻胃管からアスピリン 200 mg，クロピドグレル 300 mg，シロスタゾール 200 mg を投与したのち，PTA バルーンを 1 分間 long inflation した（図 4a）．すると，解離は改善されたものの，右後大脳動脈（PCA）が閉塞してしまった（図 4b）．偽腔内血栓が押し出されて遠位塞栓症を起こしたものと思われた．ウロキナーゼを用いて局所線溶療法を行い，再開通を得たが（図 4c），今度は左 PCA が閉塞してしまった（図 4d）．

これ以降も，解離部の再閉塞→PTA の追加→遠位塞栓による分枝閉塞→局所線溶療法のサイクルを繰り返した．

抗血小板薬を投与して 30 分ほど経過したころから血栓が消退しはじめ，intimal flap は認めるものの，本幹の開存性が保たれるようになった．以降 30 分間血管造影を行いつつ経過観察したが，変化は認めなかった（図 5a）．

いったん病棟に帰室後，5 時間以上経過した時点で血小板凝集能を測定し，十分な抑制を確認できたため，Enterprise を留置した（図 5b，c）．（倫理委員会での承認済み）

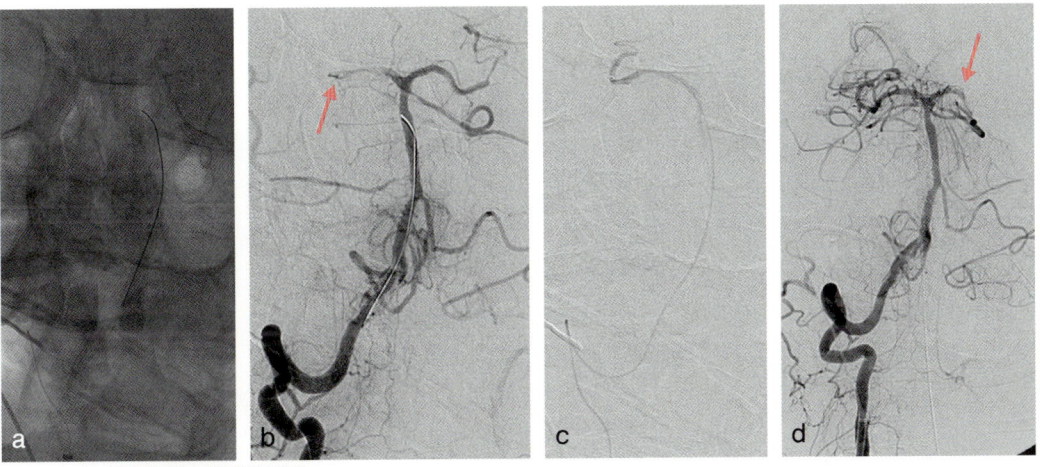

図4 トラブル発生後の治療経過①

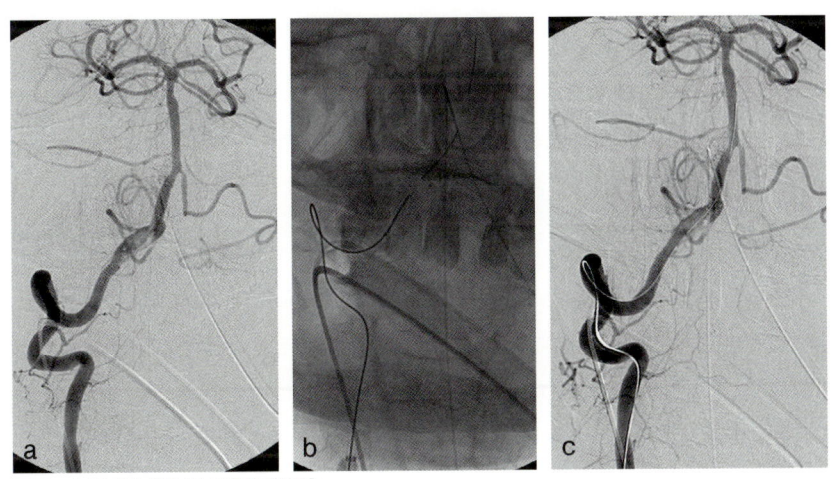

図5 トラブル発生後の治療経過②

5 術後経過

　翌日の拡散強調画像では両側小脳半球に新規梗塞巣を認めたものの，脳幹や視床には点状梗塞を認めたのみで，リハビリ加療ののち mRS 1 で自宅退院した（図6）．

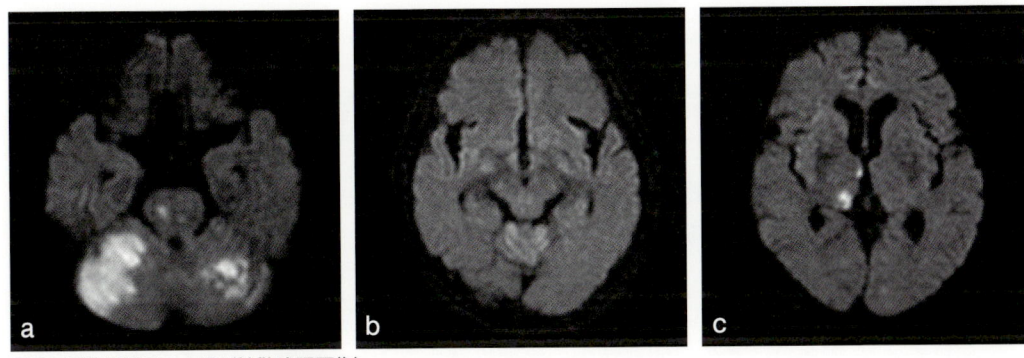

図6 術後経過での MRI（拡散強調画像）

危機を脱出するワザ

カテーテル治療では，デバイスによる医原性血管解離はよく遭遇する合併症であり，血栓回収療法における血管損傷の頻度は9～18％と報告されている[1-4].

どの程度の解離にステント留置を行うかについては，ステント内血栓症の可能性，長期抗血小板療法に伴う出血性合併症の可能性をも孕んでいるため，意見が分かれるところである．

自施設では，flapのみで血栓形成も血流遅延もなければ抗血栓療法のみの経過観察を行い，順行性血流が低下するほどの血管解離を来した症例は，急性期の再閉塞リスクが高いため積極的にレスキューステントを留置している．

急性心筋梗塞に対する経皮的冠動脈血管形成術（PTCA）の歴史を紐解いてみても，冠動脈ステントが登場する前，バルーンによる血管形成術のみであった1990年台前半までは急性期再閉塞が約20％以上にみられ，その主な原因はelastic recoilや血管解離であった[5,6].冠動脈ステントが登場してその長期開存性は劇的に改善され，現在は1％未満となっている[7,8].これらのことから頭蓋内ステントは長期閉存性を高める可能性が高いと考えられる．

未然に防ぐコツ

本症例は右VAにもともと動脈硬化性高度狭窄があり，それが血栓性閉塞に至ったものと思われる．このようにアテローム血栓性脳梗塞を疑う場合は，狭窄部位で血管壁を損傷する可能性の高い血栓回収デバイスよりも，バルーンによる血管形成術が第一選択と考えられる．

時間的制限のため術前に詳細な病型診断を行うことは困難だが，閉塞周囲血管の石灰化の有無，一過性脳虚血発作（TIA）の既往や階段状に悪化する神経所見などの特徴から予想できる場合があり，個々の症例に合わせた適切なデバイス選択ができれば，このような合併症は減少できる．

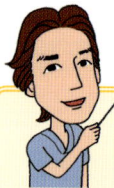

Dr. 吉村のワンポイントアドバイス

緊急避難処置と倫理的な問題について

現在，頭蓋内動脈狭窄症に承認されているのはWingspanステントのみですが，まだ供給体制が十分でなく，治療中に重度の血管解離を来した場合には，他のステントを用いるしかありません．患者さんの命がかかった状況での「緊急避難処置」ではありますが，できればこの処置を院内の倫理委員会で承認してもらっておきましょう．同意書を取得すれば，担当医も安心して治療に取り組めます．

さらに極める！ 頭蓋内ステントを知る

　頭蓋内血管にレスキューステント留置を行う際の選択肢として，2013年11月から頭蓋内動脈狭窄症治療ステント（Wingspan, Stryker）が使用可能となった（**表1**）．

　ただ，SAMMPRIS trialでは症候性頭蓋内動脈狭窄症に対するステント留置術は周術期合併症が多く，長期的にも内科的治療を上まわることはできなかったことに留意し，適応を十分に検討すべきである[9]．また，頭蓋内血管，特に中大脳動脈（MCA）ではステント留置後の再狭窄が他血管より多いと報告されており[10]，術後の抗血小板療法の他，再狭窄に対する定期的な画像フォローも重要である．

表1　ステントの比較

	頭蓋内動脈狭窄症治療ステント	VRD	
	Wingspan (Stryker)	Enterprise (Codman)	Neuroform EZ (Stryker)
サイズ	φ2.5～4.5 mm/ 9～20 mm	φ4.5 mm/ 14～37 mm	φ2.5～4.5 mm/ 15～30 mm
タイプ	自己拡張型	自己拡張型	自己拡張型
	オープンセル	クローズドセル	オープンセル
利点	保険承認されたデバイス	誘導が容易	
欠点	内科的治療を上まわるエビデンスはない	拡張力が弱い コイル塞栓術以外での適応なし	

文献

1) Nogueira RG, et al.: *Lancet* 2012; **380**: 1231-1240.
2) Saver JL, et al.: *Lancet* 2012; **380**: 1241-1249.
3) Smith WS, et al.: *Stroke* 2008; **39**: 1205-1212.
4) Penumbra Pivotal Stroke Trial Investigators: *Stroke* 2009; **40**: 2761-2768.
5) O'Keefe JH Jr, et al.: *Am J Cardiol* 1993; **72**: 107G-115G.
6) Shirotani M, et al.: *Am Heart J* 1993; **125**: 931-938.
7) Fischman DL, et al.: *N Engl J Med* 1994; **331**: 496-501.
8) Serruys PW, et al.: *N Engl J Med* 1994; **331**: 489-495.
9) Chimowitz MI, et al.: *N Engl J Med* 2011; **365**: 993-1003.
10) Albuquerque FC, et al.: *Neurosurgery* 2008; **63**: 23-27.

（榎本由貴子）

Ⅱ 急性閉塞におけるトラブル

Case18 マイクロカテーテルで血管を穿孔した

➡ 症例

❶ 現病歴

　50歳代女性．2〜3日前からときどき言葉が出ない発作を繰り返していたが，食事中に突然右片麻痺と失語症を発症した．発症から2時間30分で来院．来院時はJCS 10の意識障害と右片麻痺（MMT 3/V），失語症を呈し，NIHSS 8点であった．

❷ 術前検査と評価

● MRI
　拡散強調画像にて島皮質と穿通枝領域に散在性の高信号域があり（図1a, b）．MRAにて左中大脳動脈（MCA）はM1で閉塞していた（図1c）．

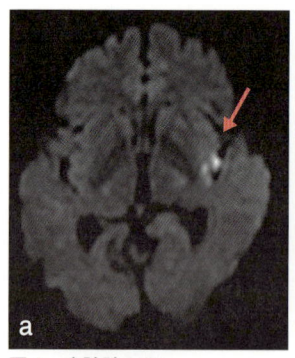

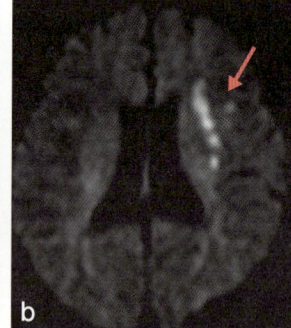

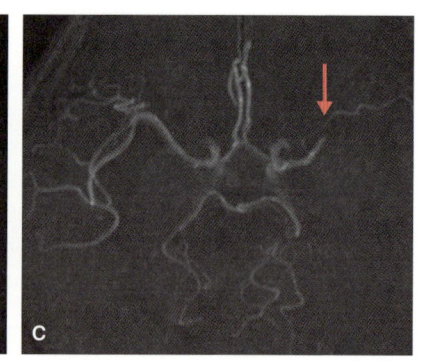

図1　来院時MRI

❸ 血管内治療

　rt-PA静注療法の適応時間を超過していたので，血管内治療による再開通療法を試みた．右大腿から8 Fr シース（Termo）を挿入して，8 Fr バルーン付きガイディングカテーテルを左内頚動脈（ICA）に留置した．撮影すると，左MCA M1部（ant. temporal artery分岐の遠位）で閉塞していた（図2a）．ヘパリン5,000単位を投与後，マイクロカテーテルを血栓遠位に誘導しようと試みたところ，ガイドワイヤーは数回閉塞部を通過したがマイクロカテーテルは追従しなかった．

使用したデバイス
シース：8 Fr シース
ガイディングカテーテル：8 Fr Merci Balloon Guide Catheter
マイクロカテーテル：Merci Microcatheter 18 L
ガイドワイヤー：CHIKAI 200 cm 0.014

トラブル発生！

　その後もワイヤー操作を繰り返していたところ，閉塞部の手前のM1（矢印）からワイヤーごとマイクロカテーテルが血管外へ出てしまった（図2b, c）．ガイディングカテーテルから造影しても血管外への造影剤の漏出はなかったが（図2c），マイクロカテーテルからの造影ではくも膜下腔が造影され（図2d），穿孔が確認された．この際，神経症状の悪化やバイタルサインの変化は認めなかった．

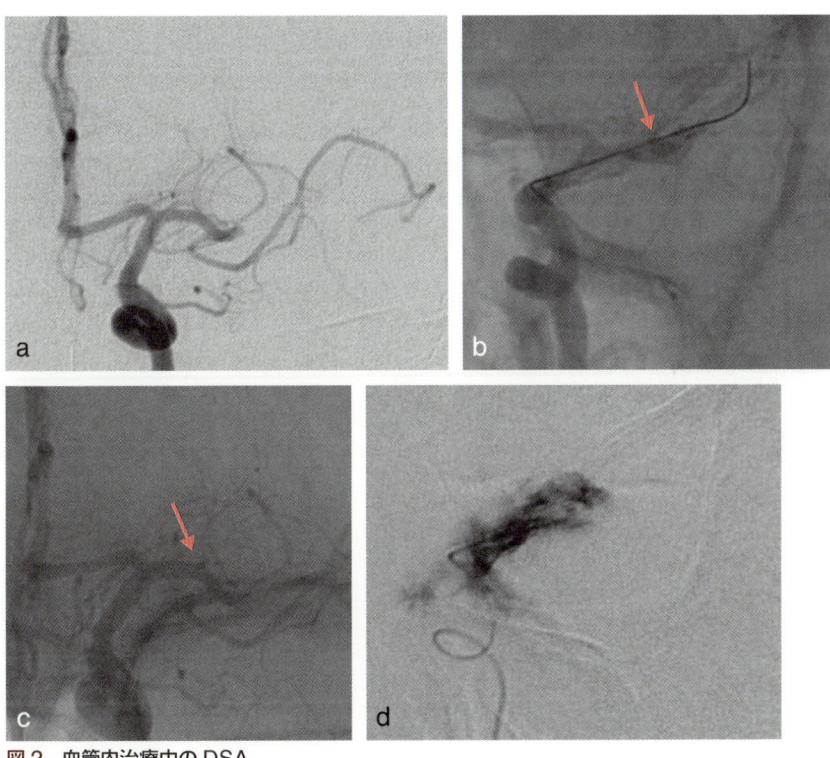

図2　血管内治療中のDSA

あなたなら どうする？

Ⅱ　急性閉塞におけるトラブル

トラブルシューティング法

❶ ヘパリンをリバースする

まずはヘパリンをリバースしなければならない．一般的には，ヘパリン使用1,000単位当たりプロタミン硫酸塩10〜15 mgを静注する．ショックなどの副作用に注意を要するのはもちろんだが，ヘパリンを中和することによるさらなる血栓性合併症のリスクも考慮して投与量を決定する．

❷ ガイディングカテーテルのバルーンを拡張する

血栓回収療法では，ガイディングカテーテルにバルーン付きカテーテルを使用することが多い．そこで，血管損傷が疑われた場合にはまず母血管の一時閉塞を施行する．しかし，前交通動脈(Acom)を経由した対側からの血流や，外頸動脈(ECA)からの側副血行が存在するため，穿孔部の完全な止血効果が得られるわけではない．また，MCAの穿孔に対してICAの近位を閉塞させれば，前大脳動脈(ACA)や後大脳動脈(PCA)からの側副血行を止めてしまい，脳梗塞を進行させることになりかねないので，閉塞時間に注意する．

❸ バルーンカテーテルによる直接圧迫止血

HyperGlide(Covidien)やScepter C(Terumo)などを穿孔部まで誘導して，可及的に圧迫止血する．しかし，過拡張はさらなる穿孔部の拡大を引き起こし，最悪の場合は血管破裂などを起こすこともあり得るので，きわめて慎重に拡張する．

❹ コイルによる穿孔血管の閉塞

以上の操作で止血が得られない場合には，穿孔した血管をコイルで閉塞させてしまうしかない．順行性の血流の改善は得られないため，他の方法を行っても出血が続き，やむを得ない場合に行う．

❹ 実際の治療手技と経過

ガイディングカテーテルから造影しても血管外への漏出はなかったため，マイクロカテーテルは抜去せず，そのままにした．ガイディングカテーテルのバルーンを拡張し，ICAを閉塞させたところ，患者が不穏となったのでバルーンはデフレートした．次に別の6 Frガイディングカテーテルを左ICAまで誘導した．そこからバルーンカテーテル(HyperGlide 4 × 20 mm)をマイクロカテーテルの貫通部をブリッジするように留置し慎重に拡張した(図3a)．この状態で貫通部を圧迫しながらマイクロカテーテルを抜去した(図3b, c)．すぐに造影したが漏出は認めなかったため，そのまま10分間圧迫してHyperGlideをデフレートしたところ，造影剤の漏出は認めなかった(図3c)．再開通療法の再開は困難と判断し手技を終了とした．

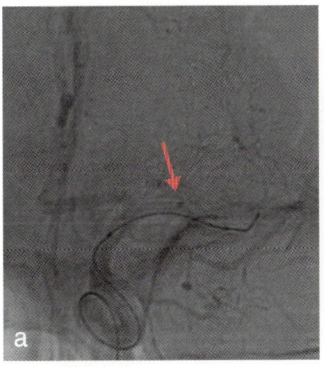

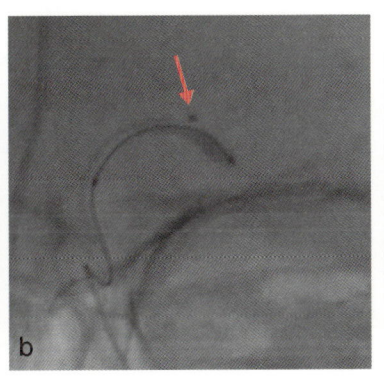

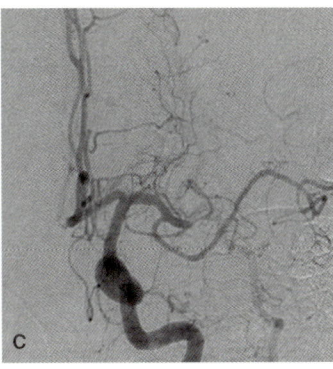

図3 術中DSA
a：balloon を M1 へ誘導した（矢印はマイクロカテーテル先端）．
b：balloon をインフレートしたところ
c：最終 DSA では完全な止血が得られていた．

⑤ 術後経過

術後の CT では造影剤が少量くも膜下腔に漏れていたが，広範囲な出血は認めなかった（図4）．術後神経所見はやや改善し，NIHSS は4点となった．しかし症状が動揺するため術後3日目に STA-MCA バイパス術を施行した（図5a）．その後，麻痺は完全に回復し，軽度の運動性失語を残すものの退院し，mRS 1 で復職した（図5b）．

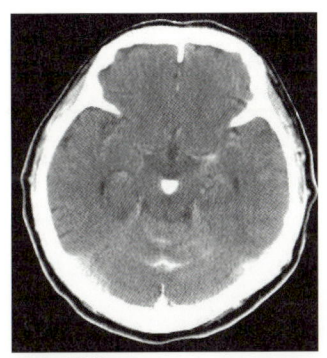

図4 術後 CT

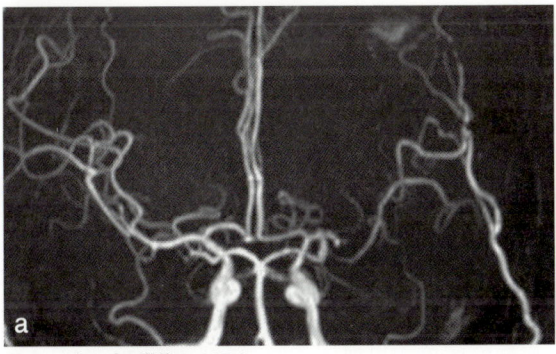

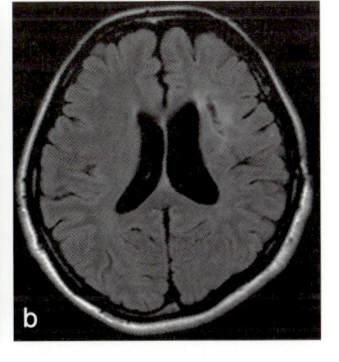

図5 バイパス術後の MRA

（北島英臣）

さらに極める！ 最新エビデンスと出血合併症の考察

2013年に急性期脳梗塞に対する内科的治療と血管内再開通療法の併用を比較した3つのランダム化試験（RCT）が報告されたが，血管内再開通療法の有効性を示すことはできなかった．これらの試験では，低い再開通率（第一世代デバイスの使用が多かった点）と再開通までの時間遅延が問題点として提起された．その後，これらの問題点を踏まえて実施されたMR CLEAN trialによって，世界で初めて血管内再開通療法の有効性が示された．さらに2015年の国際脳卒中会議では3つの有効性を示すRCTの結果が報告された（表1）．これら4つのRCTにおける症候性頭蓋内出血は0%〜7.7%であった．

表1 急性期血管内再開通療法の有効性を示したランダム化比較試験の概要

	MR CLEAN	ESCAPE	EXTEND-IA	SWIFT PRIME
発症からIVR開始まで rt-PA投与（4.5時間以内）	6時間以内 rt-PAの有無は問わない	12時間以内 rt-PAの有無は問わない	6時間以内 rt-PA必須	6時間以内 rt-PA必須
IVR群のNIHSS（中央値）	17	16	13	17
対象血管	Distal ICA / M1 / M2 / A1 / A2	Carotid T / Carotid L / M1 / M2	ICA / M1 / M2	頭蓋内ICA / Carotid T/ M1
IVR群のASPECTS（中央値）	9	9	記載なし	9
発症から穿刺まで（中央値）	260分	記載なし	210分	記載なし
使用デバイス	Stent retriever 97%	Stent retriever 79%	Solitaire FR	Solitaire FR
再開通率（TICI ≧ 2b）	58.7%	72.4%	86%	82.8%
90日後 mRS0-2（IVR群 vs 対照群）	32.6% vs 19.1%	51.6% vs 23.1%	52% vs 28%	60.2% vs 35.5%
Primary Outcomes（IVR群 vs 対照群）	90日後 mRS シフト解析：オッズ比1.67	90日後 mRS シフト解析：オッズ比2.6	再灌流：100% vs 37% NIHSS改善*：80% vs 37%	90日後のmRS 分布：p=0.0002
症候性頭蓋内出血（IVR群 vs 対照群）	7.7% vs 6.4%	3.6% vs 2.7%	0% vs 6%	1% vs 3.1%
死亡率（IVR群 vs 対照群）	18.9% vs 18.4%	10.4% vs 19.0%	8.6% vs 20%	9.2% vs 12.4%

* NIHSS改善：NIHSS8点以上減少，またはNIHSS 0-1点

以上の4つのRCTにおいては主にStent retrieverが使用されている．またESCAPE, EXTEND IA, SWIFT PRIMEでは比較的高い再開通率が得られており，MR CLEANでは58.7%にとどまっている．これは試験間の背景の違いが大きいと考えられるものの，参加施設における手技の違いも反映されている可能性がある．しかしMR CLEANにおいても症候性頭蓋内出血は7.7%に抑えられており，実臨床において参考となる値である．

次に各デバイス間の出血合併症についてまとめた（**表2**）．Penumbraを用いたADAPT FASTでは症候性頭蓋内出血が0％，Solitaire FRを用いたSWIFT PRIMEでは1％，Trevo2では6.8％となっている．しかしもともと神経学的症状を有し，しかも血管再開通を行った直後の患者の神経症状が出血によるものか，梗塞によるものかは判定しがたいことが多い．このため治療の内容を知り得ない，独立した判定医による画像上の出血率の方が有用かもしれない．

表2　各種デバイス使用試験における術中出血リスク

	ADAPT FAST	SWIFT PRIME	TREVO2
使用デバイス	Penumbra	Solitaire FR	Trevo ProVue
症候性頭蓋内出血	0％（0/100例）	1％（1/98例）	6.8％（6/88例）
実質性出血/type1/type2	記載なし	5.1％/4.1％/1.0％	23％/15％/8％
くも膜下出血	記載なし	4.1％	12％

（立林洸太朗）

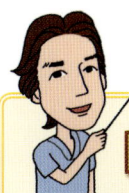

Dr. 吉村のワンポイントアドバイス

血管穿孔時の対応について

　血栓回収療法では一定の確率で血管穿孔を生じます．したがって，必ずオクリュージョンバルーンカテーテルを室内に準備した状態で治療を行いましょう．使用する頻度はまれですが，バルーンがないと止血できない状況に陥ります．

　穿孔した際に，そのデバイスを抜かないことはだれもが知っている重要事項ですが，ガイディングカテーテルから造影することの重要性は意外と知られていません．本例のようにガイディングカテーテルからの造影でextravasationがなければ，あわてることなく圧迫用のバルーンを準備できますが，もし重度のextravasationを認めるようであれば処置を急がなければなりません．このように母血管造影によるextravasationの確認はきわめて重要であることを強調したいと思います．

Case19 血栓回収後，別の血管が閉塞した

Ⅱ 急性閉塞におけるトラブル

症例

1 現病歴

50歳代女性．17時頃，自宅で倒れているのを発見され，近医に救急搬送された．最終未発症確認時刻は13時であったため，rt-PA静注療法は施行できず，血管内治療目的で当院に転送となった．

2 術前検査と評価

● MRI, MRA

当院搬入時のNIHSSは29点．右片麻痺と全失語を認めた．

頭部MRIでは，拡散強調画像にてInsura（島皮質），M1，M2，M4，M5に淡い高信号域を認め（図1），ASPECTS-拡散強調画像は5/10点．MRAでは左中大脳動脈（MCA）M1近位部の閉塞を認めた（図2）．

最終未発症確認時刻より6時間半の時点で血管造影検査を行った．

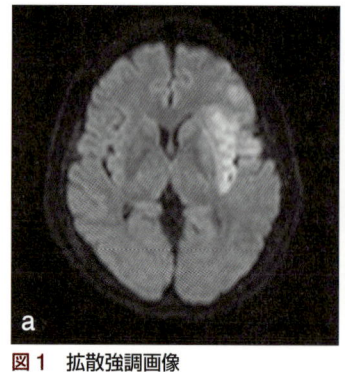

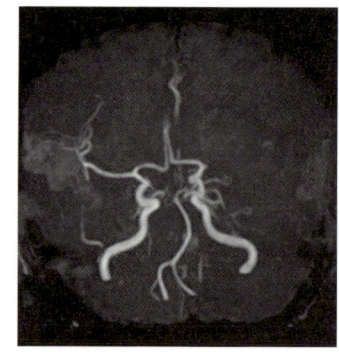

図1 拡散強調画像

図2 MRA

3 血管内治療

血管造影にて左M1近位部の閉塞を認めたため（図3），直ちに血管内治療に移行した．

右大腿動脈を穿刺し，9 Frロングシースを留置し，9 Fr OPTIMOを左内頚動脈（ICA）に留置した．マイクロカテーテル（Trevo micro）を閉塞部より遠位に誘導し，Trevo 4×20 mmを展開した（図4）．5分待機した後にTrevoをゆっくりと回収した．

図3　DSA

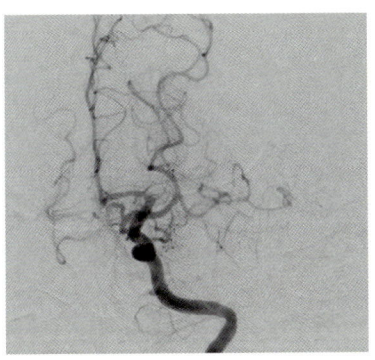

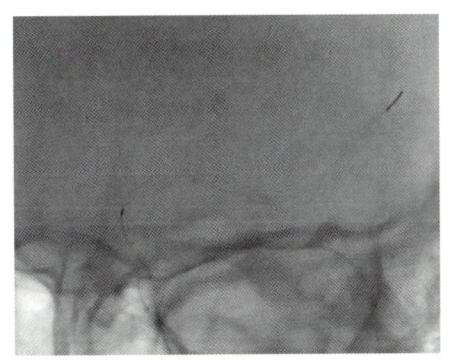

図4　Trevo 展開中の透視像

使用したデバイス
シース：9 Fr ラジフォーカスイントロデューサー 25 cm
ガイディングカテーテル：9 Fr OPTIMO 90 cm
インナーカテーテル：6 Fr JB2 countdown
マイクロカテーテル：Trevo micro
ガイドワイヤー：CHIKAI 18

トラブル発生！

　Trevo 回収後，左 MCA は完全再開通が得られたものの，左前大脳動脈（ACA）A3 に新たな閉塞が出現した！（図5）

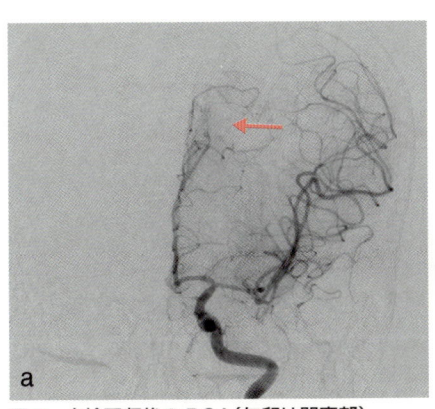

図5　血栓回収後のDSA（矢印は閉塞部）
a：正面像，b：側面像

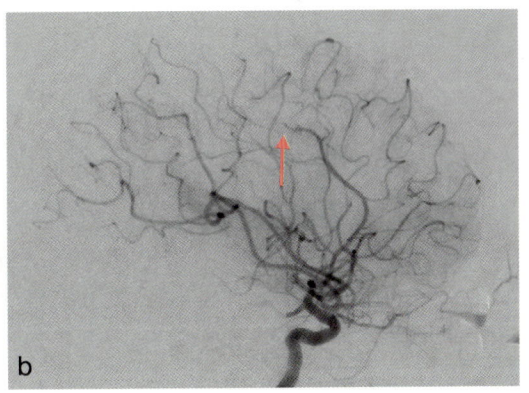

あなたなら どうする？

Ⅱ　急性閉塞におけるトラブル　157

トラブルシューティング法

❶ Penumbra 3MAX で血栓吸引を行う

Penumbra 3MAX は柔らかく，全長が 153 cm と長いため，M3 や A3 などの末梢の血管にも誘導することが可能である．また，forced suction や ADAPT テクニックであれば，血管を損傷するリスクも少ない．

❷ マイクロカテーテルからウロキナーゼの動注を行う

Penumbra 3MAX の誘導が不可能な場合に用いる．なお，この際は閉塞部の遠位にマイクロカテーテルを誘導してからウロキナーゼの投与を行い，ウロキナーゼの投与はまず 6 万単位で反応を確認し，最大で 48 万単位としている．ウロキナーゼの投与量が増えると，出血性合併症のリスクが上昇するため，注意が必要である．

❸ 治療を追加せず，手技を終了する

閉塞している領域がすでに梗塞に陥っている場合，あるいは手技が長時間にわたる場合は，ウロキナーゼの投与や再開通に伴う出血性梗塞の可能性が高くなってくる．

また，側副血行が良好な場合や重篤な後遺症を残さないであろう領域に関しては，再開通を行っても予後に影響を及ぼさない．末梢になるほど血管内治療の合併症リスクも高くなるため，追加治療については，リスクとベネフィットをよく考えて適応を判断することが重要である．

❹ 実際の治療手技と経過

Penumbra 5MAX と 3MAX を同軸とし，マイクロワイヤーを閉塞部の末梢へと誘導した．次に Penumbra 5MAX を IC top に待機させたうえで Penumbra 3MAX を閉塞部へと誘導しようとしたが，カテーテルの長さが足りず不可能であった．そこで，Penumbra 5MAX を抜去し，Penumbra 3MAX 単独で閉塞部へ誘導し（図 6），forced suction technique を用いて血栓の吸引・回収を行ったところ，完全再開通が得られた（図 7）．

> 使用したデバイス
> シース：9 Fr ラジフォーカスイントロデューサー 25 cm
> ガイディングカテーテル：9 Fr OPTIMO 90 cm
> マイクロカテーテル：Penumbra 5MAX，Penumbra 3MAX，Trevo micro
> ガイドワイヤー：CHIKAI 18
> 再開通デバイス：Trevo ProVue 4 × 20 mm

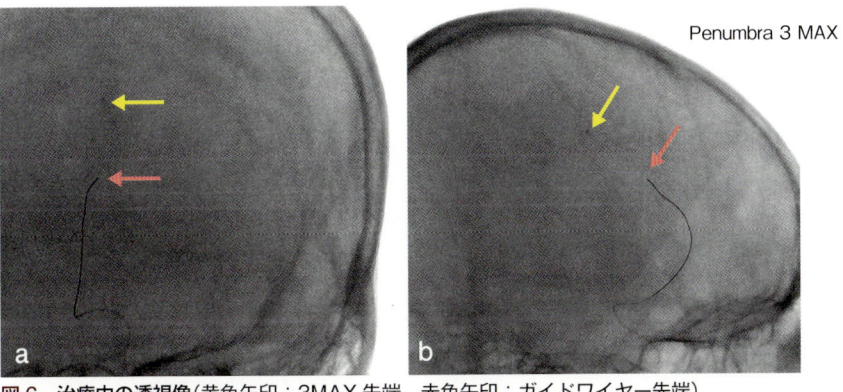

図6 治療中の透視像(黄色矢印:3MAX先端,赤色矢印:ガイドワイヤー先端)
a:正面像,b:側面像

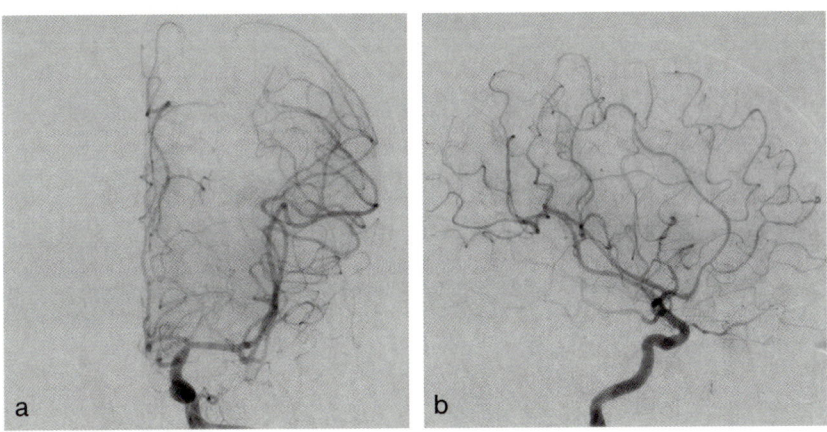

図7 治療後のDSA
a:正面像,b:側面像

5 術後経過

　術翌日より右上下肢は挙上,保持可能となった.失語も改善し,簡単なコミュニケーションも可能な程度となり,自力歩行可能な状態で紹介元へ転院となった(退院時mRS 2).

さらに極める！ ENT（embolization to new territory）を知る

ENTとは，再開通療法を行った際，閉塞部位とは別の血管領域の閉塞が新たに出現することである（図8）．

ENTは，比較的ステントリトリーバーに多い合併症といわれており，Solitaireで9％[1]，Trevoで7％[2]に起こったという報告や，ステントリトリーバー全体で12.5％に起こったという報告[3]がある．

IMS-Ⅲのサブ解析では，ENTを来した症例は予後良好が少なかったと報告されており[4]（表1），ステントリトリーバーを使用する際には注意が必要である．

ENTを減らす方法として，ステントリトリーバーにPenumbra 5MAXを併用する方法が試みられている．Solitaire + Penumbraの"Solumbra"やTrevo + Penumbraの"Trenumbra"であり，ENTが減ったとの報告[5]もある（表2）．したがって，われわれはENT予防，血管が伸展されることによるくも膜下出血発症の予防，さらにはステントリトリーバーで再開通が得られなかった場合のバックアップとして，ステントとともにPenumbraを併用することが多い．

図8 ENTの発症率

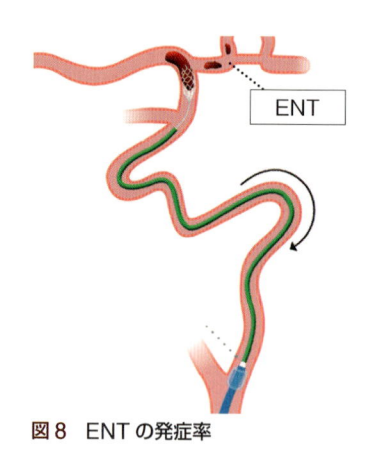

表1 ENT発生と予後との関係

New Emboli (Core Lab)	N	mRS ≦ 2	
		n	%
No	172	52	30.23%
Yes	28	5	17.86%

表2 システムによるENT発症の比率

	バルーンガイディングのみ	Penumbra併用
ENT発症（%）	11/76（14.5%）	2/66（3.0%）

文献

1) Solitaire Retrospective Study. Presented at WFITN, 2011.
2) Trevo 2 Trial. Presented at ESC, 2012.
3) Gascou G, et al.: AJNR Am J Neuroradiol 2014; **35**: 734-740.
4) Tomsick T.: Presented at ISC 2013.
5) Kurre W, et al.: Presented at: ABC-WIN Seminar, 2013; France.

（進藤誠悟）

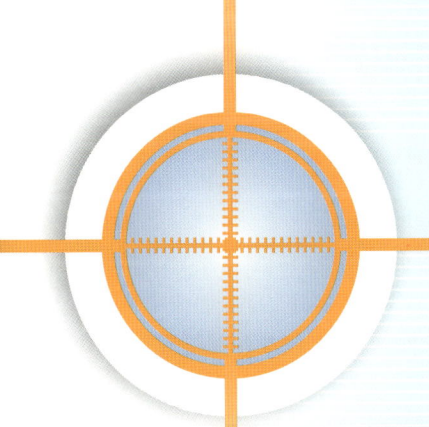

III 頭蓋内/外病変におけるトラブル

Case20 Ⅲ 頭蓋内／外病変におけるトラブル

拡張後，extravazation を認めた

症例

① 現病歴

50歳代女性．1か月前に突然の右麻痺と失語にて発症し，左中大脳動脈(MCA)急性閉塞症による脳梗塞と診断された．rt-PA静注療法にて症状は著明に改善し，後遺症は認めなかった．原因検索の結果，左内頚動脈(ICA)の高度狭窄を指摘され，紹介となった．

② 術前検査と評価

● FLAIR，MRA

頭部MRI，FLAIRでは左大脳半球深部白質に陳旧性脳梗塞を認めた(図1a)．MRAではICA～MCAの描出が不良で(図1b)，脳血流SPECTでは左大脳半球にStageⅡ領域を認めていた．脳血管造影では，左ICAにWASID 99%の狭窄を認めた(図2)．狭窄付近からの穿通枝の描出は認めず，患者，家族と相談した結果，バルーンによる血管形成術を施行することとした．

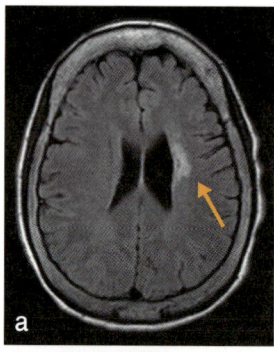

図1 術前頭部画像
a：FLAIR，b：MRA

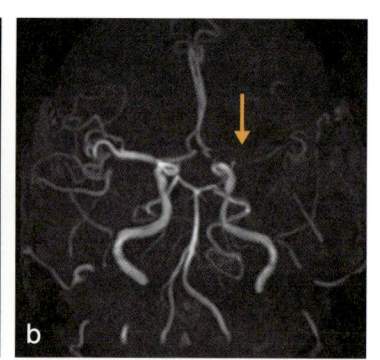

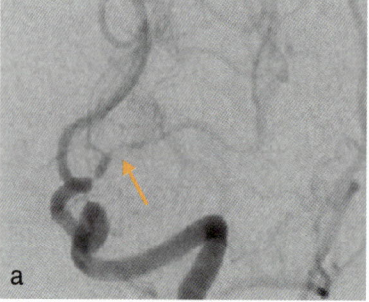

図2 術前脳血管造影検査
a：DSA正面像，b：3D-DSA

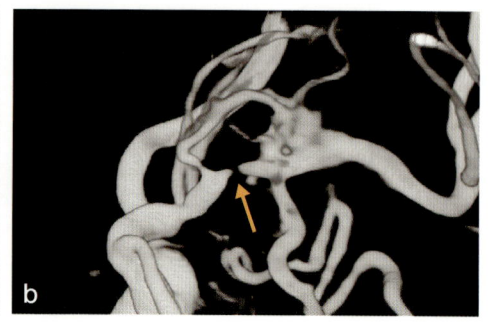

❸ 血管内治療

　局所麻酔下で治療を行った．右大腿動脈を穿刺し，6 Fr ロングシースを留置して，ガイディングカテーテル（6 Fr Launcher）を左 ICA へ留置した．ガイドワイヤー（CHIKAI 14 300 cm）で狭窄部を通過し，血管拡張用バルーン（Gateway Over-The-Wire 1.5 × 9 mm）にて経皮的血管形成術（PTA）（2 分間，6 気圧）を行った．狭窄は軽度改善したものの有効な拡張とは考えられず，血管拡張用バルーンをサイズアップし（Gateway Monorail 2.0 × 12 mm），再度 PTA（2 分間，5 気圧）を行った（図3）．

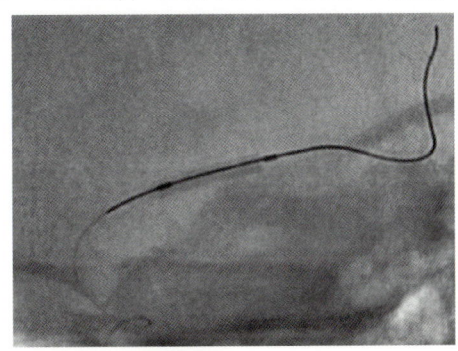

図3　DSA 正面透視像

使用したデバイス
シース：6 Fr ラジフォーカスイントロデューサー 25 cm
ガイディングカテーテル：6 Fr Launcher 90 cm
インナーカテーテル：4 Fr BHW
バルーンカテーテル：Gateway Over-The-Wire 1.5 × 9 mm，
　　　　　　　　　　Gateway Monorail 2.0 × 12 mm
ガイドワイヤー：CHIKAI 14 300 cm

トラブル発生！

　バルーンをデフレートさせた後に血管造影を行うと，狭窄の遠位部から extravasation を認めた（図4）．

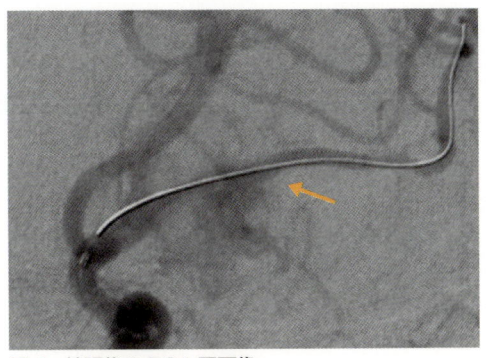

図4　拡張後の DSA 正面像

あなたなら　どうする？

トラブルシューティング法

❶ バルーンを拡張させ，止血する

　まずはじめに行うべき手技である．extravasation を起こしているため，一刻も早く止血する必要がある．ただし，今回のようにバルーンの拡張により出血した場合は，過度の拡張によって血管損傷を悪化させる可能性もあるため，ゆっくりと低圧で拡張する．ヘパリンの中和や挿管などの手技は，止血が得られてから行う．

❷ ヘパリンをリバースする

　止血が得られたら，ヘパリンを中和する．投与したヘパリン 1,000 単位あたり 1.0～1.5 mL（10～15 mg）の硫酸プロタミンをゆっくりと静注する．

❸ ステントを留置する

　解離によるくも膜下出血を起こした際，ステントを重ねることで止血が得られたとの報告もあるが確実ではない．またステントを留置した場合，抗血小板薬 2 剤併用が必須となることと，自己拡張型ステントの留置によって出血が増悪する可能性があることに留意する．

❹ 母血管閉塞を行う

　バルーンによるロングインフレーションやヘパリンの中和でも止血が得られない場合には，母血管閉塞を検討する．側副血行路の発達している症例では，母血管閉塞を行っても虚血症状が出現しないことがある．一方，虚血症状が出現する場合にはバイパス術の併用を検討する．

❺ 開頭手術に移行する

　母血管閉塞を避けたい場合や母血管閉塞により虚血症状が出現する場合には，バルーンを拡張したまま手術室へ移動し，開頭による血管縫合で止血やバイパス術と母血管閉塞を行う方法もある．他の方法が不可能な場合には，ためらうことなく早急に行う．

❹ 実際の治療手技と経過

　　出血部にバルーンを誘導し，4 気圧で拡張させ，止血を確認した（図 5）．
　　その後に硫酸プロタミンを投与し，ヘパリンを中和させた．
　　幸い，これらの操作中に不穏や頭痛，麻痺などの症状は認められなかったため，バルーンを拡張させたまま 15 分待機した．その後ゆっくりとバルーンをデフレートさせたところ，止血が得られていた．
　　直後の血管造影では左 MCA は開通が得られていたが（図 6a），5 分後の造影では閉塞していた（図 6b）．

しかし，右麻痺や失語などの神経学的異常所見の出現は認めず，前大脳動脈（ACA）や後大脳動脈（PCA）からの leptomeningeal anastmosis を介した良好な側副血行路を認めていたため，カテ室で 30 分間観察を行った上で手技を終了した．

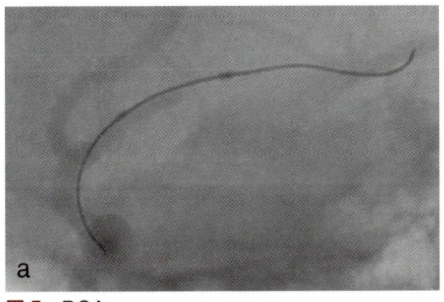

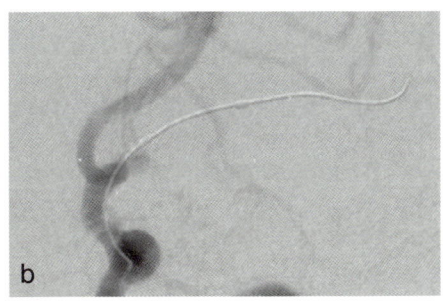

図 5 DSA
a：バルーン拡張中の正面透視像，b：止血を確認した正面像

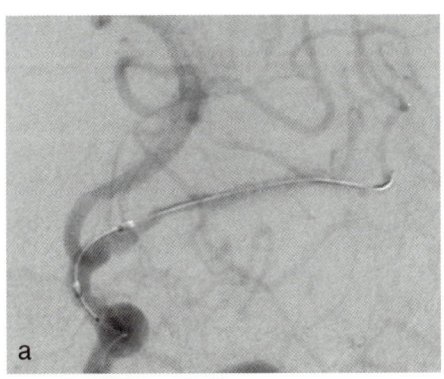

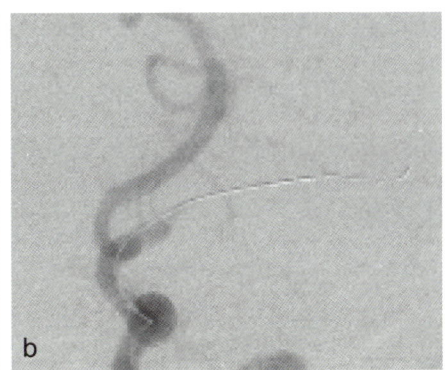

図 6 治療後 DSA 正面像
a：治療直後，b：治療 5 分後

⑤ 術後経過

頭部 CT ではくも膜下出血は認めなかった．術翌日の頭部 MRI では左 MCA 領域に梗塞を認めたが（図 7），神経学的異常所見を認めなかった．フォローアップの画像診断でも解離動脈瘤の形成などを認めず，自宅退院となった（mRS 0）．

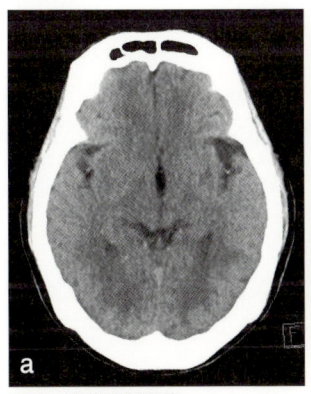

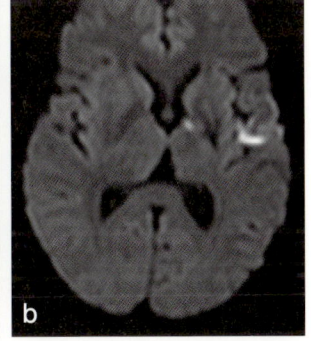

図 7 術後頭部画像
a：CT，b：拡散強調画像

さらに極める！ 術中出血を避けるには

術中に extravasation を起こした場合，適切な対処を行っても重篤な合併症を引き起こす可能性が高い．このため術中出血を起こさないように最大限の配慮を行い，起こした場合は確実に止血する必要がある．

● 頭蓋内バルーン拡張術と出血性合併症

頭蓋内ステント留置術に伴う出血性合併症は，SAMMPRIS試験において4.5%に認められ，その40%が致死的であったと報告されている[1]．

わが国での血管内治療のデータを集積したJR-NETでも頭蓋内血管拡張術の出血性合併症は2.5%に認められ，その23.3%が致死的であり，出血性合併症を認めた場合には有意に死亡率が高かったと報告されている[2]．

● 出血性合併症を避けるための注意点

Connorsらは頭蓋内バルーン拡張術を行うにあたって3通りの方法を行い，以下のうちで③が最も解離を来しにくかったという結果を報告[3]している（表1）．

①バルーンサイズは正常血管径と同じかやや小さめで，拡張時間は15～30秒程度
②バルーンサイズは正常血管径と同じかやや大きめで，拡張時間は可能な限り短く
③バルーンサイズは正常血管径よりも小さく，拡張時間は2～5分程度

表1　バルーン拡張方法と手技成績

	❶	❷	❸
解離の発症	50%	75%	14%
50%以上の狭窄の残存	37.5%	0%	16%
脳卒中の発症	0%	8%	4%
再狭窄の発症	13%	0%	8%
死亡	0%	8%	2%

以上からわれわれが手技を行う場合の注意点として，以下に注意する必要がある．
● 目標とする拡張径は，計測した病変前後の血管径の70～80%程度とする．
● できるだけゆっくりと拡張を行う．

● 文献
1) Chimowitz MI, *et al.*: *N Engl J Med* 2011; **365**: 993-1003.
2) Izumi T, *et al.*: *Neurol Med Chir (Tokyo)* 2014; **54**: 46-53.
3) Connors JJ 3rd, *et al.*: *J Neurosurg* 1999; **91**: 415-423.

（進藤誠悟）

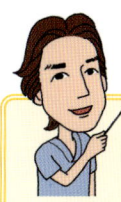

Dr. 吉村のワンポイントアドバイス

血管破裂の予防と対応について

　血管破裂は頭蓋内血管形成術で最も恐ろしい合併症です．では血管破裂を避けるにはどうしたらよいのでしょうか？

　まず術前検査で血管壁の石灰化を確認するためにCTを行いましょう．石灰化を伴う血管は壁が硬いことが多く，血管形成術のハイリスク病変であると考えられます．

　次に病変の拡張度にこだわりすぎないことです．冠動脈や四肢の血管では再狭窄を避けるため'初期拡張でgainを稼ぐ'，つまり，できるだけ広げておくことが望ましいとされています．しかしこのような考えで脳血管を治療すると解離や出血が増えてしまいます．前述のように遠位血管径の70〜80%が無難です．またバルーンの拡張圧を上げても，バルーンの凹みが残ることがあります．このような場合，バルーンが'立つ'まで，つまりバルーンの'凹みがなくなるまで'広げると十分拡張が得られるといわれます．しかし脳血管では拡張圧を上げて，バルーンが'立つ'まで拡張してデフレーションしたところ，大出血を来した症例報告を見たことがあります．したがって脳血管の場合には，バルーンの'凹みが残った状態'（図1a）で拡張を終えることも許容すべきだと考えています．

　一方，出血を来してしまったらバルーンかコイルで閉塞するしか方法はありません．バルーンでまず止血を試みますが，解離した部分を再度拡張するのは大変緊張します．広げた状態でガイディングカテーテルから造影を行い止血されていればよいのですが，出血が続く場合にはとにかくどんな方法でもよいので止血しないと救命できません．本書姉妹本の「脳動脈瘤編」（p.117）で紹介したように，そのような場合にはバルーンで前後を挟んででも止血すべきです．

　しかし抗血小板薬が2剤投与されている状態で血管の裂孔が大きい場合には，止血は容易ではありません．本項で紹介したような症例は，むしろ稀だと考えた方がよいでしょう．バルーンで止血中に症状を確認し，麻痺などが出ているようならバルーンを拡張したまま手術室に向かうべきです．

Ⅲ 頭蓋内／外病変におけるトラブル

Case21　呼吸性変動でステントの位置が決められない

症例

1 現病歴

60歳代男性．無症候．外来で定期的に頸部超音波検査とMRA検査を受けていたが，新たに両側椎骨動脈(VA)起始部の狭窄を認めた．

2 術前検査と評価

● MRA

頸部MRAでは両側VA起始部に狭窄を認めた(**図1**)．血管造影では右VAは左VAより径が大きく，起始部に約70%の狭窄を認めた(**図2**)．新たに出現した両側の狭窄であるため，まず右VA起始部狭窄にステント留置術を行うこととした．治療14日前からクロピドグレル75 mgを開始し，治療7日前からアスピリン100 mgを追加して治療に臨んだ．

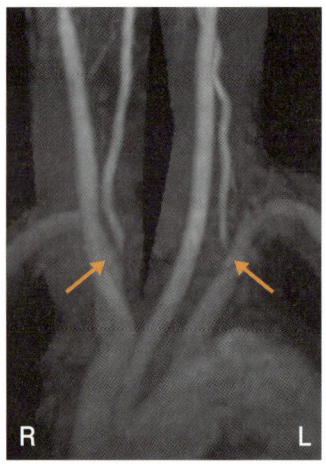

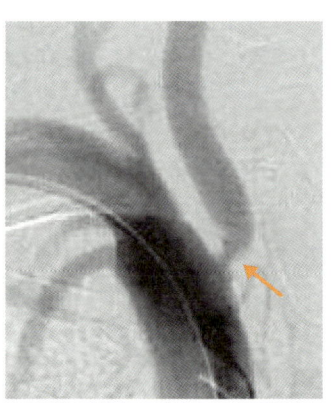

図1　頸部MRA

図2　血管造影

3 血管内治療

局所麻酔下に，右大腿動脈穿刺で治療を行った．右鎖骨下動脈にガイディングカテーテル(Launcher 6 Fr)を誘導した．手技中のシステムを安定させるため，ロングワイヤー(Aguru support 300 cm)を右上腕動脈まで誘導し，前拡張(**図3**)を行った．

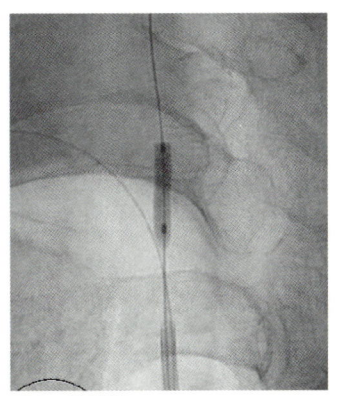

図3 前拡張

使用したデバイス
ガイディングカテーテル：Launcher 6 Fr
ガイドワイヤー：Transend EX，Aguru support 300 cm
バルーンカテーテル：Gateway 2.5 × 12 mm（前拡張），Quantum 4.5 × 8 mm（後拡張）
ステント：Driver Sprint 4.0 × 90 mm

トラブル発生！

　呼吸による胸郭の移動により，透視上の病変（狭窄部位）の位置が大きく動いてしまう（図4，5）．ステント留置に際し，DSAによるロードマッピングとのずれが大きく，確信が持てない．

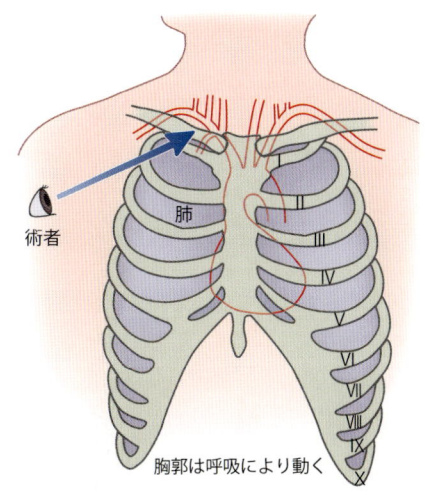

図4　胸郭と血管の関係

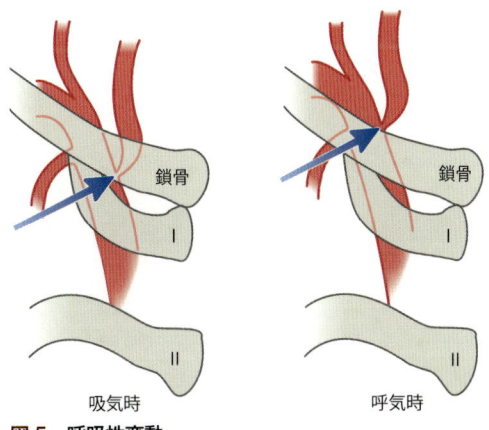

図5　呼吸性変動
胸郭は呼吸により動くため，透視上の位置関係は呼吸により大きく変動する．したがって，ロードマップで位置決めをすることは難しい．

あなたなら　どうする？

トラブルシューティング法

❶ 透視で造影を行いながら位置を調整する
　頚動脈や頭蓋内動脈の場合にはDSAによるロードマッピングが可能であるが，VA起始部の場合には呼吸性変動により位置調整が困難なことがある．この場合には，透視で造影を行いながら位置決めをするとよい．

❷ バルーンの拡張をゆっくり行い，dog bone状にする
　VA起始部狭窄にはバルーン拡張型ステントが使用されるが，低圧から慎重に圧を上げていくとステントがdog bone状になり，位置決めがしやすくなる．透視下でよい位置にあると判断したら，圧を上げて留置する（図6）．

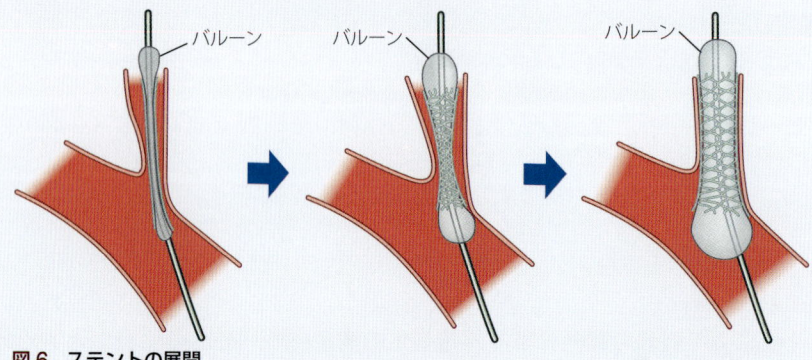

図6　ステントの展開

❸ ステント近位端の位置合わせ
　ステント近位端をVA起始部の遠位側に合わせると，狭窄部がステントでカバーされない（図7a）．VA起始部の近位側に合わせると，この位置は狭窄部がステントでカバーされ，後の治療も行える（図7b）．VA起始部を完全に覆うようにすると，狭窄部はステントでカバーされるが，後の治療が困難となる（図7c）．

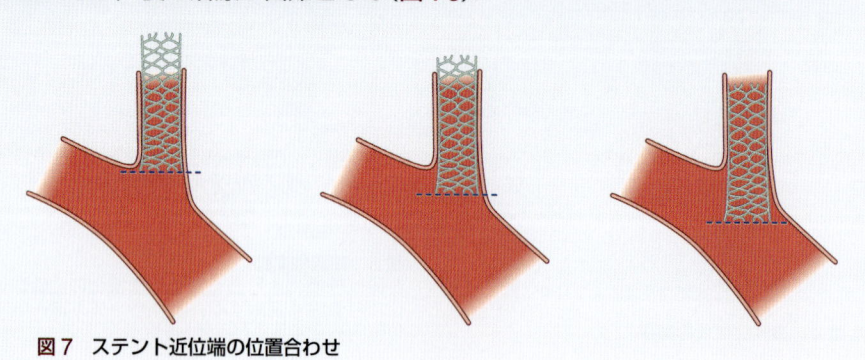

図7　ステント近位端の位置合わせ

4 実際の治療手技と経過

　ステント（Driver Sprint 4.0 × 90 mm）を選択し，患者の呼吸性変動を考慮しながらゆっくり加圧（10秒に1気圧程度）した．2.5気圧でdog bone状となったため位置を再度調整し（図8a），ステントを留置した．ステントの遠位端を圧着させるためバルーン（Quantum 4.5 × 8 mm）で後拡張を行った（図8b）．最終的なステントの位置は良好であり，遠位端の圧着はやや不良であったが血流は良好であった（図8c）．

　術後半年間は抗血小板薬を2剤併用し，その後は単剤とした．フォローアップ検査において再狭窄を認めなかった．

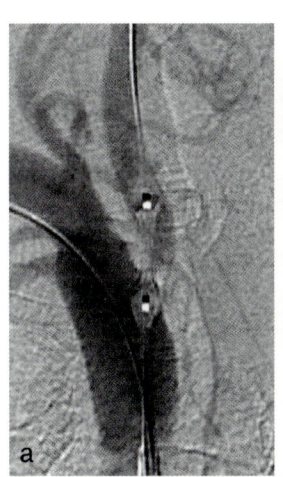

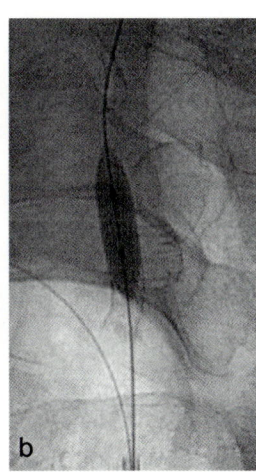

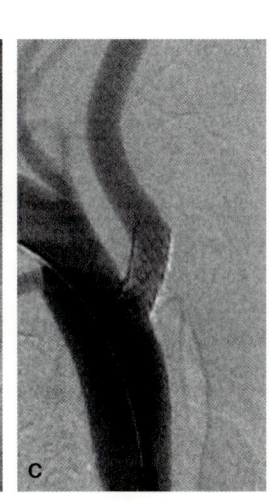

図8　呼吸性変動を考慮したステント留置
a：dog bone状での位置調整，b：後拡張，c：術後

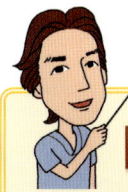

Dr. 吉村のワンポイントアドバイス

椎骨動脈起始部のステント留置術にプロテクションは必要か？

　CASではプロテクションをするのが一般的ですが，VA起始部では必要なのでしょうか？

　GuardWireやフィルターデバイスを用いることは可能ですが，それぞれ少し問題があります．まずGuardWireの場合，吸引カテーテルがステントと干渉して挿入できない，あるいはステントを移動させてしまうことがあります．その点では吸引を必要としないフィルターデバイスの方が有利ですが，血管自体が細いためフィルターの密着が不完全になったり，回収時にキャプチャーシースがステントと干渉することがあります．そして何よりも頸動脈と違うのは，苦労してプロテクションを行っても大量にデブリスが回収されることは少ないのです．

　このような理由でVA起始部ではプロテクションは一般的でないと考えられます．

さらに極める！ 頭蓋外椎骨動脈狭窄に対する血管内治療の適応について

頭蓋外椎骨動脈狭窄に対する血管内治療については，明確な適応基準がない．その理由として，①自然歴が不明である，②側副血行が豊富であり，主に動脈塞栓症で発症する，③客観的な血流評価がむずかしい，などが挙げられる．

以上の背景から，一般的には「症候性高度狭窄病変で対側椎骨動脈が低形成あるいは無形成の場合」を治療適応とすることが多い．

● 頭蓋外椎骨動脈狭窄の自然歴

1) 無症候性狭窄に関して

無症候性の頭蓋外血管病変（頚動脈，椎動脈）122例の自然歴を解析した論文が，1982年に報告されている[1]．本論文によると，無症候性で単発の頭蓋外頚動脈狭窄は，自然歴が極めて良好で脳卒中発症率は低いと述べられているものの，古い報告のため，その解釈には注意を要する．この論文では，122全症例のうち23例（約19%）は平均17か月のフォローアップ期間中に死亡しており，うち脳卒中死は3例（約13%）であった．生存例99例（約81%）のうち，1例（約1%）は脳梗塞を発症し，8例（約8%）は症候性に移行した．

最近では超音波検査やMRAなどを用いて無症候性病変が診断される機会が多いが，そういった症例の自然歴を観察した登録研究等は存在しない．

2) 症候性狭窄に関して

症候性の頭蓋外椎骨動脈狭窄に関しても，自然歴を観察した登録研究等は存在せず，治療に関する論文がほとんどである．しかし，2013年の韓国のグループによる論文[2]には，急性期脳梗塞を発症した774例において，149例（19.3%）に椎骨動脈起始部に50%以上の狭窄が存在し，それが元で脳卒中を再発した例は1.88%で，心血管系合併症をもつものに有意に危険率が高いとある．

以上のように，無症候性，症候性ともに，頭蓋外椎骨動脈狭窄についての自然歴はいまだ明らかでないことに留意する必要がある．

● 治療適応

本領域の治療適応に関してはガイドラインに記載がなく，施設により治療の適応に大きな格差がある．70%前後の狭窄率を超える症候性狭窄を治療適応としている施設が多いようであるが[3~6]，50%以上の症候性狭窄を治療適応とした論文もみられる[7]．これらの論文でのtechnical success rateは100%近く，比較的安全に治療可能であることが，治療適応が統一されていないもう1つの理由であると考えられる．ただし，狭窄部位の石灰化等を有する例では治療が困難な場合もあるので[4]，慎重な適応が求められる．

● 使用デバイス

国内において椎骨動脈狭窄症に対しては冠動脈用ステント（Integrity，Driverなど）や四肢血管用ステント（Expressステントなど）が用いられている．主に用いられるの

はバルーン拡張型のステントで，遠位血管径と病変長により選択されることが多い．しかし冠動脈用ステントは保険適応となっていないことに十分に留意する必要がある．バルーンによる形成術を行って大きな解離を生じた場合や高度の再狭窄を認める場合など，他に対処法がなくステントによる救済処置が本当に必要な場合に限定すべきである．また，治療前に救済処置として保険適応外のステントを留置する可能性があることを，患者本人または代諾者に十分に説明する必要がある．もちろん実施前に倫理審査委員会での承認後，ステント留置にかかわる費用は病院あるいは研究費などから供出されるべきである．

● 治療合併症

椎骨動脈起始部狭窄に対するステント留置術の治療成績に関しては比較的良好とするものが多いが，脳底動脈への塞栓など，潜在的には重度の合併症を生じる可能性もある．このため下記に注意する必要がある．

①遠位塞栓

プロテクションを行うか否かについては意見が分かれるところである．これは本領域専用のフィルターやバルーンがないことも1つの理由である．

②血管解離

頭蓋外椎骨動脈には吻合血管が多いため閉塞に陥っても重篤な虚血は生じにくいが，動脈塞栓症を来したり，動静脈シャントを形成することもある．このため，過度の拡張は控えるべきであり，ステントの準備は必須である．

③ステントの滑落

Palmaz stent などでは，もともとマウントされているバルーンのシステムが短いため，別のバルーンに載せ替えることが多い．この場合，留置中にステントが滑落する可能性があるので注意が必要である．

● 再狭窄

治療後の再狭窄率が20〜30%とする報告が多い[3, 5~7]が，10%程度とする報告もみられる[4]．再狭窄率についての施設間の差が目立つ理由として，フォローアップの計測法や時期が統一されていないことが挙げられる．また，ここ数年は bare metal stent (BMS) と drug-eluting stent (DES) を比較する報告があり，DES 使用群に再狭窄率が少ない[5~9]とする報告が多い．

● まとめ

頭蓋外椎骨動脈狭窄症に対する血管内治療の成績は良好であるが，治療適応を慎重に検討したうえで施行されるべきである．今後は自然歴や治療効果を確認するための登録研究や比較試験が望まれる．

さらに極める！ 鎖骨下動脈狭窄・鎖骨下動脈閉塞に対するステント留置術

鎖骨下動脈閉塞症に対して大腿動脈からアプローチを行った際，特に図9のように盲端が短い（→）症例ではガイディングカテーテルが安定しないことが多い．

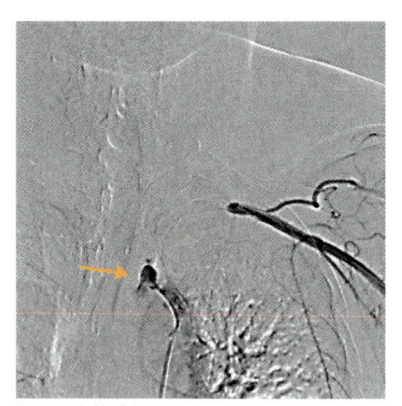

図9　血管造影

● ステントの種類について

鎖骨下動脈狭窄を含む四肢末梢血管狭窄の治療で用いられる主なステントを表1に示した．ステント選択の際，治療部位やその血管径および病変の長さ，拡張方法の違いを知っておく必要がある．

鎖骨下動脈起始部は，血管が屈曲していることが多く，ステント留置の際は大動脈弓との位置関係を正確に把握し，呼吸性変動を考慮しなくてはならない．自己拡張型ステントを大動脈に突出する形で留置すると，その口径差のため大動脈にステントが逸脱してしまうとの報告がある．このため，起始部にはバルーン拡張型ステントが適していることに注意する．

表1　ステントの種類

ステント	拡張方法	ステント径 (mm)	ステント長 (mm)	システム有効長 (cm)	適合ガイドワイヤー
Palmaz	バルーン拡張型	6, 7, 8, 9, 12	18, 20, 30, 39	80	0.035 inch
Express	バルーン拡張型	7, 8, 9, 10	17, 25, 27, 37, 57	75, 135	0.035 inch

● pull through について

鎖骨下動脈狭窄症・閉塞症の治療を行う際には，pull through テクニックが有用である．大動脈ステントグラフト留置術でもよく用いられる[10]．上腕動脈からロングワイヤーで lesion cross し，大腿動脈に留置したシースより体外に引き出しワイヤーの両端を把持する（図10）．ワイヤーにテンションをかけるとシステムが安定するため，バルーンやステントを安全に誘導することができる．特に閉塞例で有用である．

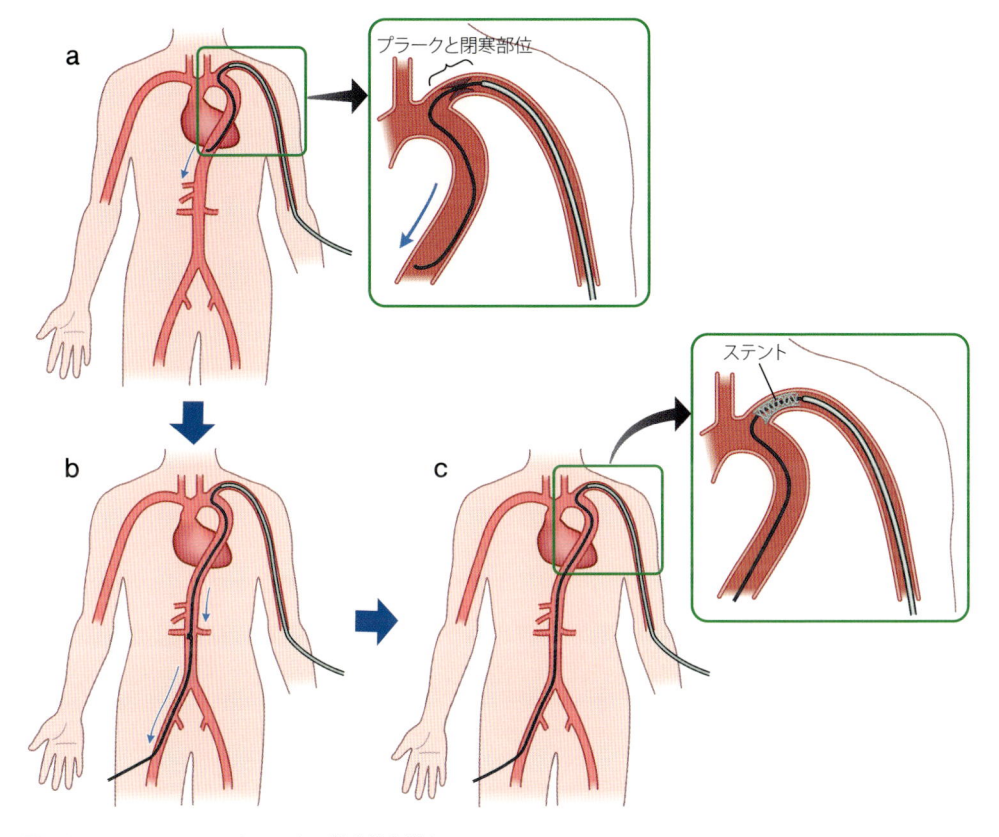

図10　pull through テクニックの基本的な流れ
a：上腕動脈から lesion cross する．b：大腿動脈から挿入したシースからスネアカテーテルを挿入し，上腕動脈から挿入したワイヤーをキャッチし，体外へ引き出す．c：ワイヤーにテンションをかけるとシステムが安定するので，狭窄部位に対し確実な位置決めをし，バルーン拡張やステント留置を行うことができる．

● 文献

1) Hennerici M, et al.: Lancet 1982; **2**: 1180-1183.
2) Kim YJ, et al.: BMC Neurol 2013, **13**: 171
3) Sun X, et al.: J NeuroInterv Surg 2014; **6**: 1-4.
4) Radak D, et al.: J Vasc Surg 2014; **60**: 92-97.
5) Raghuram K, et al.: J NeuroInterv Surg 2012; **4**: 206-210
6) Werner M, et al.: J Endovasc Ther 2010; **17**: 232-240.
7) Langwieser N, et al.: Clin Res Cardiol 2014; **103**: 353-362.
8) Langwieser N, et al.: J Endovasc Ther 2014; **21**: 683-692.
9) Song L, et al.: J Endovasc Ther 2012; **19**: 231-238.
10) 横井宏佳，編：格段にうまくいく EVT の基本とコツ．羊土社，2011; 328.

（田中康恵）

Ⅲ 頭蓋内／外病変におけるトラブル

Case22 穿刺部が腫脹してきた―穿刺部合併症への対応―

症例

① 現病歴

80歳代男性．突然の頭痛にて発症し前医に救急搬送された．頭部CTで，くも膜下出血（SAH）と診断され，治療目的にて同日転送となった．

② 術前検査と評価

● CT（図1），DSA（図2）

WFNS grade Ⅳ，Fisher group 3のSAHであった（図1）．脳血管造影にて約5 mm大の前交通動脈瘤を認めた（図2）．重症かつ高齢でもあり，コイル塞栓術を施行した．

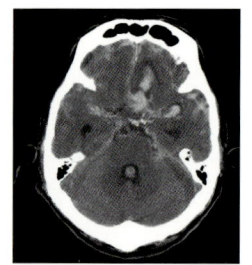

図1 頭部CT
左前頭葉底部に血腫を伴うくも膜下出血を認めた．

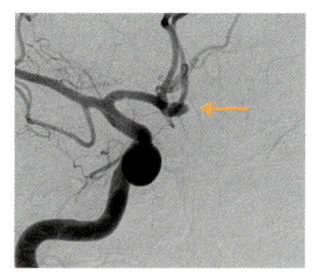

図2 術前DSA
約5 mm大の前交通動脈瘤を認めた．

③ 血管内治療

右大腿動脈に6 Frシースを留置し，6 Frガイディングカテーテルを右内頸動脈（ICA）に誘導した．マイクロカテーテル（Excelsior SL-10）をガイドワイヤー（GT12）先行で瘤内へ誘導した．コイル挿入後，動脈瘤が描出されないことを確認して手技を終了した（図3）．

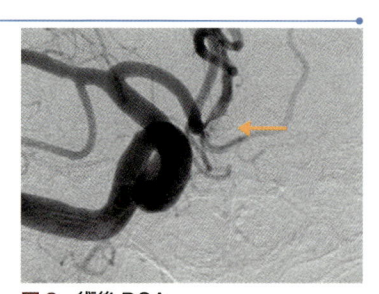

図3 術後DSA
良好な瘤内塞栓が得られた．

使用したデバイス
ガイディングカテーテル：6 Fr Guider
マイクロカテーテル：Excelsior SL-10
ガイドワイヤー：GT wire 0.012（45°）
コイル：GDC 10 2DSR 4×6, GDC US 3×6
止血デバイス：6 Fr Angioseal

> **トラブル発生！**
> 　帰室後スタッフが穿刺部の確認を行ったところ，拍動性の腫脹を認めた．用手的圧迫を行ったが，腫瘤はむしろ拡大傾向であった．
> 　3D-CTA を施行したところ，右大腿動脈に仮性動脈瘤を認めた（図4）．超音波 Doppler 装置にて仮性動脈瘤を観察したところ，大腿動脈から仮性動脈瘤内へのジェット血流を認めた（図5）．

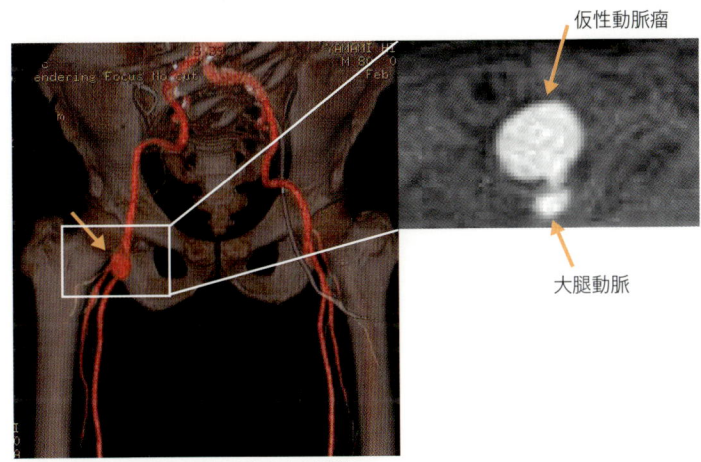

図4　下肢 3D-CTA および Axial 画像

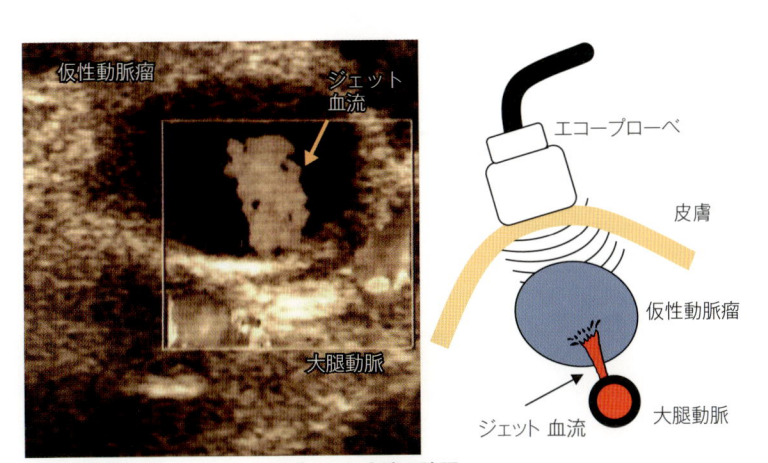

図5　超音波 Doppler によるジェット血流の確認

あなたなら どうする？

Ⅲ　頭蓋内／外病変におけるトラブル | 177

トラブルシューティング法

❶ エコーガイド下圧迫法
　超音波プローブ自体で圧迫する方法である．ジェット血流の消失する場所と深さを確認できるため極めて有用である．簡便で低侵襲であり，しかもリアルタイムに圧迫する角度と強さが確認できる点から最初に考慮されるべきである．

❷ トロンビン注入法
　エコーガイド下に仮性動脈瘤を直接穿刺して瘤内にトロンビンを注入する．他科ではよく行われている簡便な方法であるが，トロンビンが瘤外へ逸脱することで下肢の虚血を起こす可能性がある．

❸ 外科的治療
　上記❶，❷の方法にて改善がない場合に考慮される．血腫を除去し，穿刺部を完全に閉鎖する．手技による合併症として大腿神経麻痺が報告されている．

❹ 実際の治療手技と経過

　腹部用超音波プローブを用いてジェット血流を確認し，これが消失する角度で圧迫を行った．鎮痛薬を使用しながら，10分間隔で圧迫・解除を繰り返し，約50分の圧迫にて瘤内への血流の消失と血栓化による仮性動脈瘤内のエコー輝度の上昇を確認した（図6）．
　超音波プローブによる圧迫終了後は，沈子とテープによる圧迫に切り替えた．翌日の穿刺部の観察ではわずかな皮下血腫を認めたが，拍動性の腫瘤は消失していた．

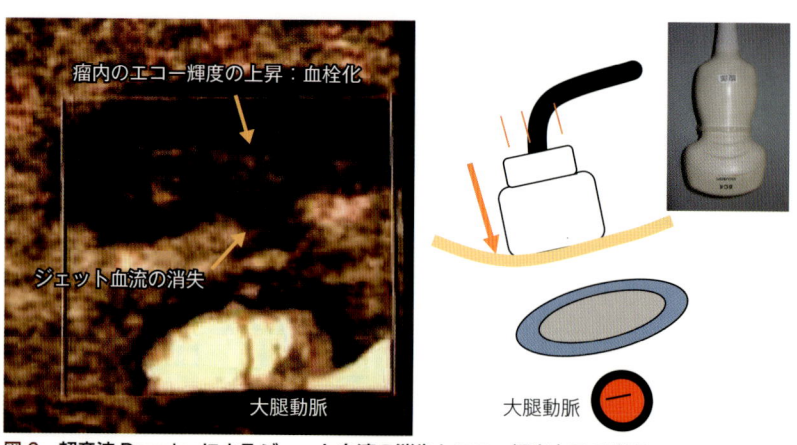

図6　超音波Dopplerによるジェット血流の消失とエコー輝度上昇の確認

さらに極める！　仮性動脈瘤の治療とエコーガイド下圧迫法のポイント

● 医原性仮性動脈瘤について

　脳血管内治療の普及に伴い動脈穿刺の機会が増加し，合併症としての医原性仮性動脈瘤の頻度も増加している．医原性仮性動脈瘤の頻度は 1.1 〜 7.7% との報告[1]があり，頚動脈ステント留置術（CAS）においては 2.4% と報告[2]されている．仮性動脈瘤は，破裂による大出血，皮膚虚血・壊死，血管圧迫による血行障害，神経圧迫などの原因となるため，適切な対応が必要である．

● 治療適応について

　脳血管内治療後は抗血栓療法を施行していることが多く，いったん仮性動脈瘤が形成された場合，自然血栓化が得られにくい．そのため早い段階での診断と治療が必要となる．治療適応は個々の症例によって適宜判断することとなるが，大きさが 2.5 cm を越えるような場合には治療を検討すべきとの報告[3]がある．

● 治療方法について—エコーガイド下圧迫法を中心に—

　エコーガイド下での圧迫のポイントとしては，①確実な止血のために動脈から仮性動脈瘤へのジェット血流を確認し，これがなくなるように圧迫する点，②患者さんへの苦痛を和らげるために適宜鎮痛を行う点，③圧迫しすぎて大腿動脈の血行を阻害しないように適宜圧迫を弱める点，などが挙げられる．また，本方法は下肢の虚血症状をすでに生じている場合などには禁忌である[4,5]．

● 文　献

1) Katzenschlager R, *et al.*: *Radiology* 1995; **195**: 463-466.
2) Taha MM, *et al.*: *Surg Neurol* 2007; **68**: 431-437.
3) Morgan R, *et al.*: *J Vasc Interv Radiol* 2003; **14**: 697-710.
4) Fellmeth BD, *et al.*: *Radiology* 1991; **178**: 671-675.
5) 滝　和郎，他（編）：合併症例から学ぶ脳神経血管内治療—ピットフォールの回避と，合併症への的確な対応—．メディカ出版，2009; 39-40．

（山田清文）

Index

和文

あ

亜急性ステント血栓症 86
アクセスルート 22,24
アコーディオン現象 54,78
アスピリン 87
アスピリン耐性 112
圧迫止血 152
アトロピン硫酸塩 42
陰影欠損 83,84
ウロキナーゼ 111,124,158
エコーガイド下圧迫法 178,179
エビデンス 2
遠位塞栓 15
── 症 80
オザグレル 84
── ナトリウム 111
オーバーラップ 46,47,78
オープンセルステント 47,51,84
オープンセルタイプ 46,50
音響陰影 38

か

加圧デバイス 41
ガイディング 78
── カテーテル 20,22,33,45
── シース 21
開頭手術 164
ガイドワイヤー 115
解離 15,80,144
── 所見 145
過灌流現象 105
過灌流症候群 9,104,105
拡張圧 38
下肢静脈血栓症(DVT) 108
仮性動脈瘤 177,179
合併症 43
干渉 57
眼動脈 97
冠動脈用ステント 172
偽閉塞病変 41
吸引カテーテル 56,57
急性期血栓回収療法 14
急性期再開通 110
急性閉塞 10,112
局所線溶療法 110,124,132

局所脳酸素飽和度 73
近位プロテクション法 72,74
近位閉塞法 93
近赤外線スペクトロスコピー 73
金属アレルギー 51
屈曲病変 17,50
クローズセルステント 51,84
クローズドセルタイプ 50
── ステント 50
クロピドグレル 87
── 抵抗性 112
経頭蓋ドップラー 105
頚動脈ステント留置術 2,20,93,168
頚動脈超音波検査 44
頚動脈超音波法 38
頚動脈洞反射 39,42
頚動脈内膜剥離術 2
経皮的血管形成術 163
頚部回旋 62
痙攣 103
血管解離 8,10,11,148,173
血管拡張薬 78
血管支配領域 98
血管穿孔 11
血管損傷 148,164
血管破裂 13,167
血管攣縮 8,54,80
血小板凝集能 9,146
血小板薬 88
血栓 12,84
── 回収療法 2,14,94,152
── 溶解療法 94
牽引 17
降圧療法 104
高輝度プラーク 38
抗凝固薬 112
口径差 49
抗血小板薬 17
抗血栓療法 12,13,17,84,87,146
高次脳機能 72
高度石灰化 8,43
後拡張 47,61
呼吸性変動 169,171

さ

再灌流カテーテル 121
再狭窄 87

再閉塞 17
鎖骨下動脈閉塞症 174
残存狭窄率 38
自己拡張型ステント 49
四肢血管用ステント 172
自然歴 172
ジャンプアップ 48
出血 17
出血性合併症 166
術中出血 166
循環予備能低下 102
順行性血流 63
上甲状腺動脈 74
小脳動脈 129
新規抗凝固薬 114
真腔 48
腎不全 104
頭痛 103
ステント 138
── 滑落 45
── 内血栓症 80,86
── 移動 46
── の選択 51
── リトリーバー 110
スネア 25,26
── 法 24
石灰化 36,167
── 病変 8,38,39,41
積極的内科治療 10
切迫閉塞 10
前拡張 41,42
穿孔 15
── 部 152,176,177
前大脳動脈 96,97
先端チップ 71
穿通枝 98
── 閉塞 13
ソフトプラーク 6,7,43,52

た

ダイアモックス 102,107
ターンオーバー 24
── 法 21,26
段階的拡張術 9
段階的血管拡張術 106
段差 121
中大脳動脈 96,97

治療合併症	4,14
椎骨動脈起始部	168
適応基準	172
出口ポート	70,71,73
テーパードタイプ	50
デブリス	47,54,56,74
デリバリーシステム	70
頭蓋外椎骨動脈狭窄	172
頭蓋内血管形成術	2,10,13,140
透視	170
動脈硬化性病変	15
ドライアスピレーション	41
トロンビン注入法	178

な

内頚動脈	96,97
ニカルジピン塩酸塩	80
脳循環予備能	9
脳底動脈	129,136
脳底動脈閉塞	122
脳内出血	105

は

肺炎	104
バイパス術	95
ハイブリッド型ステント	51
抜去困難	69
バルーンカテーテル	35
── 挿入	34
── 抜去	35
ファスジル塩酸塩	80
不安定プラーク	50,86
フィルター	64
浮遊血栓	54
プラーク	84,86
── 逸脱	47
── イメージ	52
── シフト	42
── 診断	43
── 性状	6
── 性状診断	7
── 突出	112
── ラプチャー	42
プロテクションデバイス	8,42,48,80
ヘパリン	152
母血管閉塞	164

ま

マイクロカテーテル	32
── 抜去	33
末梢塞栓	6,92,94
モノレール	34,35

や

雪かき効果	13
用手圧迫	70
用手的圧迫	63

ら

ランダム化試験	74
ランダム化比較試験	2
リシース	46,70,71
リバース	152,164
倫理審査委員会	173
ローディング	13

わ

ワーキングアングル	116
ワルファリン	108,112

欧文

数字

3MAX	158

A

ADAPT	124
── technic	127
Amplatz	74
Angioguard XP	65
ARMOUR trial	74

B

black blood法	82
Bovine arch	4,5
buddy wire	30
buddy wire	62

C

Carotid GuardWire PS	65
Carotid Wallstent	50
carotid compression法	24,25
CAS	2,3,20,36,44,60,83,87
── 後	38
CEA	3,7
Consensus document	87
CREST	2,3

D

distal protection（法）	25,30,37,77,86
dog bone（状）	170,171
Door to Picture	118

E

elastic recoil	38
ENT（embolization to new territory）	16,124,120,160
EPD	63,80,86
exchange（法）	23,61,68
EXTENSION	32
extravasation	163,164

F

FAST（forced-suction thrombectomy）	125
Filterwire	29,32,52
FilterWire EZ	63,65,61
flow reversal	73
flow stasis	73
Forced suction	116

G

Gateway	140,163
Goose Neck	25
GuardWire	25,37,64,110

I

IVUS	46,81

J

J shape	62

L

ledge	5,121
lesion cross	30
local fibrinolysis	122

M

MDCT	38,39

MES ... 72	PTA ... 78	SPECT ... 104,105,107
MO.MA ... 30,31,61,71,74	PTCA ... 87	Spider ... 30
MO.MA ultra	pull through ... 174,175	── FX ... 63,64,65
... 22,29,52,63,65,68,72,106	Puncture to Reperfusion ... 119	staged angioplasty ... 106
MR CLEAN ... 14		staged PTA ... 107

N

	R	**T**
NIRS ... 73	radial force ... 50	TCD ... 105
no flow現象 ... 54	Rapid exchange ... 140	TOF (time-of-flight) (法)
NOAC ... 18,114	── type ... 40	... 7,20,28,52,60,82
	RCT ... 2,3,14	Trevo ... 123,132,157
O	rSO2 ... 73	Trevo ProVue ... 134
Onset to Door ... 118		type Ⅲ aorta ... 4,5
Over-The-Wire ... 140	**S**	
── type ... 40	SAMMPRIS trial ... 10,149	**U**
	SAPPHIRE ... 2	Unryu ... 140
P	── trial ... 3	
PCA ... 123	SAT (subacute stent thrombosis)	**V**
Penumbra ... 124,126,132	... 86,87	VH-IVUS ... 81
Picture to Puncture ... 119	semi-compliant ... 140	
plaque protrusion ... 46,86	── balloon ... 40	**W**
PRECISE ... 46,49,50,61	shaggy aorta ... 4	Wallstent ... 8,46,48,49
PROFI study ... 74	SIR (signal intensity ratio) ... 7	Wingspan ... 10,149
PROTÉGÉ ... 46,49,50,77	slow flow現象 ... 54	working angle ... 116
proximal protection ... 77	snow plow effect ... 13	
── 法 ... 22,86	Solitaire ... 132	
	Solitare FR ... 134	

あとがき

　最後にどうしても書いておきたいことがあります．それはわれわれがどのようにうまく準備し，対応しても，すべての症例をうまくレスキューできるわけではないということです．
　本書はあくまでわれわれの事例を基に解説を行っており，個々の状況で最善の対処法は異なります．したがって本書の通りに処置がなされなくても，あるいは本書に記載のない対処法がなされても，現場の医師が責任を問われるようなことがあってはなりません．まったく同じようにみえる状況であっても，文章や画像に表せないような現場の状況判断というものがあり，しかもそれが正しいことが多いのです．したがって，個々の事例では現場の医師の判断が最優先されることを強調しておきたいと思います．
　さて，これまでの自身の治療経験の中には，術中には完璧と思うような結果であっても，術後に血栓症や後出血を来したことがあります．治療数を重ねるごとにつくづく人の体は生身であって，機械のように理論どおりには行かないことを痛感します．血管壁の細胞も一つ一つが生きているのですから，ある意味当然のことかもしれません．
　それではどうしたらよいのでしょうか？　以下に私の考えを示します．

1. 本当に治療の必要な患者さんに治療を行う
　誰もが納得がいく適応で治療がされていれば，合併症が起きても受け入れやすいはずです．

2. 治療前後に家族も含めて十分に説明を行い，それを記載する
　治療を行う側と受ける側が顔をつきあわせ，十分な説明と理解の上で治療に臨むことが何より大切です．多忙な勤務の中でもできる限りコミュニケーションをとって下さい．

3. 十分な知識と情報を持って，丁寧に治療する
　手技やデバイスに対する知識はもちろん，その患者さんの病変やアプローチルートの解剖学的構造を検査で熟知し，丁寧に治療することで間違いなく合併症を減らすことができます．

4. 周術期管理に積極的に関わる
　術前の抗血栓療法や他の内服薬を自ら確認し，術後管理に直接関わることで不注意によるトラブルを避けることができます．

5. チームで治療する
　一人よりもチームで治療した方が一般に質が上がります．多くの目で見ることで見逃しや間違いが減るからです．ただし，経験不足の人がいる場合には，サポートを忘れずに！

　さて，偉そうなことを書いてきましたが，私も現在でも修行中の身です．手術総数は数千になり，よいスタッフに恵まれていますが，現在でも術中に冷や汗をかいたり，手術した患者さんの経過に一喜一憂しています．そんな私たちの経験や技を，本書では余すところなく紹介しました．本書が皆さんの明日からの診療に役立つことを心から祈っています．Good Luck!

吉村紳一
ISC 2015 出席後の興奮冷めやらぬ機中にて

- JCOPY 〈㈳出版者著作権管理機構 委託出版物〉
  本書の無断複写は著作権法上での例外を除き禁じられています．
  複写される場合は，そのつど事前に，㈳出版者著作権管理機構
  （電話 03-3513-6969，FAX03-3513-6979，e-mail：info@jcopy.or.jp）
  の許諾を得てください．
- 本書を無断で複製（複写・スキャン・デジタルデータ化を含みます）する行為は，著作権法上での限られた例外（「私的使用のための複製」など）を除き禁じられています．大学・病院・企業などにおいて内部的に業務上使用する目的で上記行為を行うことも，私的使用には該当せず違法です．また，私的使用のためであっても，代行業者等の第三者に依頼して上記行為を行うことは違法です．

脳血管内治療トラブルシューティング
―脳虚血編―

ISBN978-4-7878-2160-7

2015 年 7 月 10 日　初版第 1 刷発行

編　著	吉村紳一
発行者	藤実彰一
発行所	株式会社　診断と治療社
	〒100-0014　東京都千代田区永田町 2-14-2　山王グランドビル 4 階
	TEL：03-3580-2750（編集）　03-3580-2770（営業）
	FAX：03-3580-2776
	E-mail：hen@shindan.co.jp（編集）
	eigyobu@shindan.co.jp（営業）
	URL：http://www.shindan.co.jp
本文イラスト	小牧良次（イオジン），河原ちょっと
印刷・製本	株式会社　加藤文明社

©Shinichi YOSHIMURA, 2015. Printed in Japan.
乱丁・落丁の場合はお取り替えいたします．

[検印省略]